血液病临床输血

Transfusion for Hematological Diseases

主　编　刘开彦

编　者（按姓名汉语拼音排序）

蔡晓红（上海交通大学医学院附属瑞金医院）

陈　苗（北京协和医院）

何广胜（南京医科大学第一附属医院/江苏省人民医院）

侯瑞琴（北京大学人民医院）

刘开彦（北京大学人民医院）

石红霞（北京大学人民医院）

王鸿利（上海交通大学医学院附属瑞金医院）

许　莹（北京协和医院）

杨仁池［中国医学科学院血液病医院（中国医学科学院血液学研究所）］

U0257642

北京大学医学出版社

XUEYEBING LINCHUANG SHUXUE

图书在版编目（CIP）数据

血液病临床输血 / 刘开彦主编 . —北京：北
京大学医学出版社，2021.9
ISBN 978-7-5659-2481-1

Ⅰ. ①血… Ⅱ. ①刘… Ⅲ. ①血液病 – 输血 – 血液疗
法 Ⅳ. ① R552

中国版本图书馆 CIP 数据核字（2021）第 173418 号

血液病临床输血

主　　编：刘开彦
出版发行：北京大学医学出版社
地　　址：（100191）北京市海淀区学院路 38 号　北京大学医学部院内
电　　话：发行部 010-82802230；图书邮购 010-82802495
网　　址：http://www.pumpress.com.cn
E-mail：booksale@bjmu.edu.cn
印　　刷：中煤（北京）印务有限公司
经　　销：新华书店
责任编辑：高　瑾　　责任校对：靳新强　　责任印制：李　啸
开　　本：880 mm×1230 mm　1/16　印张：6　字数：148 千字
版　　次：2021 年 9 月第 1 版　2021 年 9 月第 1 次印刷
书　　号：ISBN 978-7-5659-2481-1
定　　价：32.00 元

前　言

血液病的治疗在近 20 年来取得了长足的进步，其中重要的进步是输血的进展。适当的输血支持治疗，可以挽救生命和改善患者的基础状况，但输血又有传播疾病的风险。

1998 年《中华人民共和国献血法》的出台，以及 2000 年卫生部制定的《临床输血技术规范》，使血液安全显著提高。

血液科是用血最多的科室，合理用血的重要性越发重要。在撰写本书的过程中，我们邀请血液病的临床医生和输血专家参与编写，经全国血液病专家的审阅，并向全国范围内广泛征集意见，力求做到合乎伦理、法规及专业要求。

撰写本书的目的：

1. 指导血液病的临床用血。

2. 建立血液病临床用血的评价体系，包括输注无效时的评价和处理。

3. 协助建立临床用血的管理操作系统，广泛收集资料。

4. 规范血液病临床用血，合理用血，减少不必要的输血，并尽可能使用简单的输血替代品。

我们强调一切以临床为基础，不仅仅制定和依靠实验室标准，患者的病情评估是最重要的参考依据。另外，本书主要依据成人的资料编写，适用范围是成人患者。

希望本书的出版能为血液病学专业的从业者提供一个学习的工具，帮助医生做出输血方面的正确决定，尽可能减少不合理的血液及血制品应用。做到合理合法、规范、科学用血。

刘开彦

2021 年 6 月

目　录

第一章　血液制品

第一节　全　血

　　全血是由静脉采集的血液与一定量抗凝保存液混合的血液，于原始容器内 2～6℃储存，主要是红细胞（占 40%～50%）和血浆（占 50%～60%），可以改善携氧能力和维持渗透压，但血小板、粒细胞很少，凝血因子浓度也低。抗凝保存液由以下成分构成：枸橼酸钠（C），与血液中钙离子结合，防止血液凝固；磷酸盐（P），在保存中支持红细胞代谢，保证红细胞在组织中较容易释放氧；葡萄糖（D），维持红细胞膜，以延长保存时间；腺嘌呤（A），提供能源。

　　新鲜采集的血液在一定期限内可以保持其所有的性质。当全血的储存时间超过 24 h 后，其中的凝血因子Ⅷ、白细胞和血小板迅速凋亡。随着储存时间的增长，在储存中的各种全血成分均会发生不同程度的变化，如红细胞氧亲和力的下降和活力逐渐丧失；pH、腺苷三磷酸（ATP）、2,3-二磷酸甘油酸（2,3-DPG）下降；血浆内钾离子上升而钠离子轻度减少；微聚物形成等。全血体外保存的时限是由储存全血中的红细胞输入受血者体内 24 h 后至少保留输入的 70% 复原率来决定的。使用 ACD 和 CPD 抗凝保存液保存期限为 21 天，使用 CPDA 抗凝保存液为 35 天。

　　新鲜血的定义没有被明确界定。就红细胞而言，用 ACD 抗凝 5 天内、CPD 抗凝 10 天内的均为新鲜血。因为红细胞输入体内可立即发挥运氧作用。对血小板来说，于 2～6℃保存 6 h 之后，有 50% 的血小板丧失功能，而白细胞也只能保存十几小时。采血后 48 h 内凝血因子Ⅷ降低到正常的 10% ～ 20%，其他凝血因子中的凝血因子Ⅶ、Ⅸ相对稳定一些。

450 ml 库存全血中含 63 ml 抗凝保存液，血红蛋白 120 g/100 ml，血细胞比容（红细胞压积）35%，不含具有功能的血小板，不含不稳定凝血因子（Ⅴ和Ⅷ）。

传染病危险：未经消毒，如果血细胞或血浆中存在传染病病原体，未被输血传播传染病常规检测所检出，可能传播病原体。

输注全血适应证：①急性失血并伴有低血容量时输全血以补充红细胞；②置换输血；③当没有浓缩红细胞和红细胞悬液而患者需要输注红细胞时；④特殊情况下，没有血浆时，新鲜全血可以补充部分凝血因子。

输注：①原则上必须和患者的 ABO 和 Rh 血型相配；②输血应在输注开始后 4 h 内完成；③血液中不能加入其他药物。

注意：有循环超负荷危险的患者，全血比浓缩红细胞增加的血容量更多。

第二节　成分血制品

血液成分包括：①由全血分离的血液成分，如浓缩红细胞、红细胞悬液、血浆、浓缩血小板；②由单采采集的血浆或血小板；③由新鲜冰冻血浆制备的低温沉淀物，富含凝血因子Ⅷ和纤维蛋白原。

一、红细胞制品

（一）一般输注原则

（1）明确红细胞输注的适应证。

（2）输注前签署输血同意书，告诉患者输血的利与弊。

（3）尽可能明确贫血病因，去除或控制发病因素，能进行有效治疗者，尽量不输血，如缺铁性贫血，除非贫血危及生命，不建议输注红细胞，应积极进行铁剂补充治疗。

（4）红细胞输注没有确定阈值，由临床医生依据患者情况综合做出判断。在不好判断时可请临床输血委员会或血液专科进行会诊。

（5）急性失血一般在失血量未达循环量的 40% ～ 50% 时，采用晶体液与合成胶体液而不是血液快速补充血容量。尽可能针对性输注红细胞和替代性液体用品，以保证合理用血。

（6）病历中记录输注红细胞原因。

（7）若为防止输血相关的移植物抗宿主病（GVHD）发生，应对血液成分制品照射处理（25 ～ 30 Gy）。

（8）合并心功能不全患者，应在改善组织氧供前提下尽可能减少输注量，以避免液体过负荷导致心脏负担加重。如确需进行输血治疗，亦尽可能延长输注时间。例如浓缩红细胞 1 ～ 2 U/2 ～ 4 h 以上输注，并酌情给予利尿处理。

（二）红细胞输注指征

1. 急性失血

建议在估计失血量的基础上决定是否输血。

（1）小于 15% 失血量（成人约 750 ml）：除非是发生于已经贫血患者，或存在心肺疾患、其他脏器功能不全，难以耐受此失血量，否则不予输血。

（2）15% ～ 30% 失血量（成人 800 ～ 1500 ml）：需输注晶体液与合成胶体液，除非是发生于已经贫血患者，或存在心肺疾患、其他脏器功能不全，难以耐受此失血量，或者出血持续不断，否则不予输血。

（3）30% ～ 40% 失血量（成人 1500 ～ 2000 ml）：需输注晶

体液与合成胶体液迅速补充患者血容量，可能需要输血。

（4）＞ 40% 失血量（成人约＞ 2000 ml）：迅速补充患者血容量，需要包括输血在内的抢救手段。

注意事项：

- 以血红蛋白浓度确定是否输注，一般 Hb ＞ 10 g/dl 不予输注，多在 Hb ＜ 7 g/dl 时进行；Hb 处于 7 ～ 10 g/dl 尚无统一意见，建议不进行输注，但最终由临床医生决定。
- 老年（＞ 65 岁）、存在心肺疾患、其他脏器功能不全，建议根据情况上调输注标准，比如在 Hb ＜ 8 g/dl 时进行输注。
- 应控制出血原因，若出血持续进行，比如合并出血、止血异常，应积极纠正。

紧急情况下，如无法进行交叉配血或无相合的血型，可以输注 O 型红细胞。

2. 慢性贫血

应查清病因，若可以有效控制疾病病因，如缺铁性贫血、巨幼细胞性贫血、自身免疫性溶血性贫血等治疗有效时，则不予输血。

慢性贫血输注目的是维持红细胞 / 血红蛋白浓度于最低耐受水平，但不同疾病治疗目的不同，需要区别对待。

促红细胞生成素（EPO）对部分肿瘤性贫血，如骨髓瘤、淋巴瘤，及部分骨髓增生不良性贫血可能有效，使用 EPO 能有效减少输血。

地中海贫血输注红细胞不仅可以纠正贫血，还能够抑制骨髓红系大量代偿性增殖，减少胃肠道铁吸收，建议提高输注阈值，长期输注应警惕血色病发生的可能，应及时进行除铁治疗。

（三）各类红细胞制品

1. 浓缩红细胞

浓缩红细胞（压积红细胞，红细胞浓缩液或少浆血）是最简单的红细胞成分制品，临床中约80%用血是输注红细胞，现多提供浓缩红细胞。浓缩红细胞的制备：全血在2～6℃冰箱过夜自然沉淀，或者用特定规格的低温离心机离心制备，移去血浆层，加入添加剂后2～6℃保存，血细胞比容维持在50%～90%，以70%左右较好，此时含血浆量不多而黏稠度又不高。浓缩红细胞还含有采集全血中的白细胞。

150～200 ml红细胞：其中大部分血浆已被分离出；血红蛋白约为20 g/100 ml（不少于45克/单位）；血细胞比容55%～75%。

传染病危险：同全血。

适应证：①贫血患者补充红细胞；②急性失血时与晶体液或胶体液一起使用。

输注：①同全血；②为改善输血流速，可通过Y型管加入生理盐水（50～100 ml）。

注意：①血液黏滞度增高，经静脉输血时间较长；②白细胞是部分患者出现发热性非溶血性输血反应的原因。

2. 红细胞悬液

红细胞悬液是将血浆分离后，加入"添加"稀释液所制。

含150～200 ml红细胞和少量血浆，另加入110 mlSAGM（添加剂，包括生理盐水、腺嘌呤、葡萄糖和甘露醇）或者加入等量的红细胞营养液；血红蛋白约15 g/100 ml（不少于45克/单位）；血细胞比容50%～70%。

传染病危险：同全血。

适应证：同浓缩红细胞。

禁忌证：不适用于新生儿置换输血，可用血浆、45%清蛋白或等渗晶体液（如生理盐水）代替添加剂。

输注：①同全血；②输注时比全血或浓缩红细胞更通畅。

3. 除"白膜"红细胞

将全血离心使红细胞沉淀到血袋底部，白细胞（和多数血小板）在红细胞和血浆间形成一层白色细胞，称为"白膜"。除"白膜"红细胞仍保留红细胞，浓缩红细胞中含约 10% 的白细胞。除"白膜"减少了白细胞传播细胞内传染病（病原体）的危险，以及输血时白细胞抗体引起的反应。"白膜层"可用于制备浓缩血小板。

4. 除白细胞（过滤）红细胞或全血

除白细胞（过滤）红细胞或全血输注可减少白细胞引起的免疫（反应）的发生；减少急性输血反应；过滤后每袋血（残留）白细胞少于 1×10^6，减少了传播巨细胞病毒危险。

1 单位红细胞悬液或浓缩红细胞经除白细胞（过滤）后，含白细胞数少于 5×10^6；血红蛋白含量和血细胞比容取决于血制品种类。

传染病：同全血。

适应证：①减少反复输血患者发生白细胞引起的免疫反应；②减少传播巨细胞病毒的危险；③输红细胞发生两次以上发热反应者。

输注：①同全血；②如果不能从血库获得除白细胞红细胞或全血，也可以在输血时应用除白细胞滤器进行过滤。

5. 洗涤红细胞

对红细胞用生理盐水洗涤 3 次，可去除大量的白细胞（达80%），和几乎全部的血浆蛋白，但红细胞也有一定损失（约20%）和损伤，成为洗涤红细胞，由于在洗涤过程中破坏了原来密闭系统，故应在 4 ～ 6℃下保存，并且必须在 24 h 内输注。主要用于有严重输血过敏史者、含抗 IgA 血浆蛋白抗体者、新生儿溶血病换血等。

输红细胞的评估：

一般输注 2 单位（U）浓缩红细胞，推算可以使得血红蛋白浓度提高 10 ～ 20 g/L。

输血后应进行评估，包括血红蛋白浓度、血细胞比容、组织缺氧的临床症状及体征有无改善。

有效：组织缺氧的临床症状及体征改善；血红蛋白浓度在原有基础上提高 10 ～ 20 g/L 及血细胞比容相应升高，并能持续稳定。

无效：组织缺氧的临床症状及体征没有改善，血红蛋白浓度及血细胞比容在原基础上无变化或有下降。

无效原因：依临床情况各不相同，主要原因包括存在活动性出血、溶血、并发症未得到有效纠正等情况。

二、血小板

血小板输注是为了治疗和防止因血小板数量减少或血小板功能缺陷所致的出血，但不是任何原因所致的血小板减少和血小板功能缺陷均可以输注，有些情况下禁用或是慎用血小板输注。血小板输注可减少出血发生率，降低出血死亡率，但也会引起过敏反应、同种免疫反应、输血相关肺损伤及输血传播性疾病，因此，临床医生须权衡利弊，做出决定。

全血合并制备浓缩血小板：由 4 ～ 6 单位全血分离制备的血小板合并成足够一个成人一次性治疗剂量的血小板制品。国家输血指南一般要求此制品至少含有 $240 \times 10^9/L$ 血小板。1 单位制品容量 50 ～ 60 ml，含有至少 $55 \times 10^9/L$ 血小板；红细胞计数 $< 1.2 \times 10^9/L$；白细胞计数 $< 0.12 \times 10^9/L$。

单采浓缩血小板：血小板单采法由一个献血者采集足够输注

剂量，避免了输注来自多个献血者的血，减少了因血小板合并制备传播传染病的危险。容量 150～300 ml；血小板含量（150～550）×10^9，相当于 3～10 单位（全血分离浓缩血小板）；血小板含量、血浆容量和白细胞污染取决于采集方法。

（一）血小板输注指征

（1）血小板减少症所致的出血当然是血小板输注的指征，但实际上，单纯血小板减少症者在血小板计数＞10×10^9/L 时，一般不会出现严重的自发性出血。

（2）血小板预防性输注：血小板预防性输注和治疗性输注的优劣比较，由于客观条件和伦理问题一直没有随机试验验证。对临床医生而言，多数情况下是预防性输注。过去预防性输注血小板的临界值是血小板计数＜20×10^9/L，但那是在 20 世纪对低水平血小板计数准确性差、败血症的治疗有效率低和常使用阿司匹林退热的情况下建议的临界值，现认为在没有消耗血小板危险因素存在：如败血症、抗生素使用、不规则出血等，临界值可以定为血小板计数＜10×10^9/L。

（3）急性白血病（不包括急性早幼粒细胞白血病）：可以取血小板计数＜10×10^9/L 为输注临界值；甚至在体温＜38℃，没有新鲜出血时取血小板计数＜5×10^9/L 的临界值。急性早幼粒细胞白血病无论血小板多少，均存在原发性凝血功能异常，建议取血小板计数＜20×10^9/L 为临界值，以降低出血风险。

（4）造血干细胞（骨髓或外周血干细胞）移植：由于须使用大剂量预处理方案放、化疗，所以黏膜损伤较多数急性白血病化疗者更甚，通常建议预防性输注，取血小板计数＜20×10^9/L 为临界值，但目前的少量研究认为血小板计数＜10×10^9/L 为临界值也依然安全。

（5）再生障碍性贫血等原因导致的骨髓造血功能衰竭者的血

小板减少多为慢性持续性，长期预防性输注易导致同种免疫反应、血小板无效输注。慢性、轻型再生障碍性贫血多不伴随危险因素，此时建议预防性输注临界值控制在血小板计数<（5～10）×10⁹/L；急性、重型再生障碍性贫血，合并感染或活动性出血时，建议根据情况预防性输注血小板。

（6）弥散性血管内凝血（DIC）：血小板输注是治疗急性DIC患者血小板减少所致出血的有效措施，但应同时有效治疗原发病，并补充其他需要的凝血因子，以控制DIC进展和出血。大量出血时，建议维持血小板计数>50×10⁹/L。

慢性DIC及无出血表现时，不建议仅为了纠正低血小板计数而输注。

（7）自身免疫性血小板减少症：出现威胁生命出血时输注血小板，如中枢神经系统出血，但由于输注的血小板生存时间缩短，为达止血，需大量输注血小板。应同时使用静脉糖皮质激素，如甲泼尼龙，以及静脉用免疫球蛋白，以控制原发病，增加血小板数量，协助止血。

（8）遗传性或继发性血小板功能障碍：如血小板无力症、尿毒症等出现自发性出血或在分娩、创伤、手术时，首先停用已知的抗血小板功能药物，尽可能纠正或减轻导致血小板功能异常的病因，在这些方法不能奏效或使用受限时，输注血小板。

（9）大量输注贮存血或药物所致血小板减少：首先停用有关药物，并使用糖皮质激素治疗。血小板计数>50×10⁹/L时，无须输注；血小板计数（20～50）×10⁹/L，需要手术或有活动性出血时，建议输注；血小板计数<20×10⁹/L，建议预防性输注。

（二）血小板输注注意事项

1.不建议输注血小板的情况

（1）免疫性血小板减少：如原发性血小板减少症、系统性红斑狼疮（SLE）等免疫性血小板减少，由于存在抗血小板抗体，输注的血小板很快被破坏，致输注效果差或输注无效，可能输注后血小板数量更少，仅在有出现威胁生命的情况下输注血小板，亦可大剂量输注，并同时使用免疫抑制剂。

（2）脾功能亢进和菌血症所致血小板减少：血小板多被滞留于脾或很快破坏，无活动性出血时不建议输注血小板。

（3）血栓性血小板减少性紫癜（TTP）：TTP有血小板减少，可以合并出血，但输注血小板会促进微血管血栓形成，不建议输注。

（4）肝素诱导的血小板减少症（HIT）：肝素可以促进血小板凝集性增加，此时输注血小板易导致急性血栓形成。应立即停用肝素，一般血小板计数在 $2 \sim 5$ 日后恢复。

（5）输血后血小板减少性紫癜（PTP）：本病大多数是针对人类血小板抗原（HPA）-1a 抗原的同种抗体所致。当 HPA-1a 阳性的血小板输给 HPA-1b 的患者时，在输血后 $7 \sim 10$ 天，患者体内产生抗 HPA-1a 抗体。当患者再次接受 HPA-1a 抗原阳性的血小板时，体内抗 HPA-1a 抗体可以与供体血小板 HPA-1a 抗原结合，导致供体血小板被破坏。血小板破坏时释放出免疫复合物，又可结合到血小板 Fc 受体上，造成对自身血小板的非特异性免疫损伤。抗 HPA-1a 抗体滴度的高低常与临床表现的严重程度成正比。

PTP 常由血小板 PL^{A1} 抗原复合物所致，而 95% 供者为 PL^{A1} 阳性，导致输入的血小板被破坏，不能提升血小板数量，甚至有形成凝块危险。

本病首选血浆置换，一次交换 $65\% \sim 85\%$ 的血浆，可除去患者循环中抗体和（或）免疫复合物。或者静脉输注人免疫球蛋白 0.4 g/（kg·d），静脉注射 $2 \sim 5$ 天。肾上腺皮质激素对部分患者也有效。

2. 使用方法

（1）控制预防性血小板输注阈值，一般情况下建议采用阈值＜ $10×10^9$/L，甚至＜ $5×10^9$/L。无危险因素情况下（败血症、同时使用抗生素或其他不规则出血）建议采用阈值＜ $10×10^9$/L，甚至＜ $5×10^9$/L。急性白血病在体温低于 38℃，或没有新鲜的微小出血时临界值也能降至 $5×10^9$/L，但有出血情况和凝血功能障碍者仍建议采用阈值 $20×10^9$/L。造血干细胞移植者黏膜损伤多超过急性白血病，所以阈值是取 $20×10^9$/L 还是 $10×10^9$/L 尚不明确。血小板计数须精确，必要时进行人工计数。

（2）按照规程使用血小板，减少血小板静置时间，任何时间应置于 22℃ ±2℃（或室温）下轻柔振荡保存，减少血小板的凝集与激活。切勿放入冰箱保存。

（3）酌情使用止血药物，但对于血尿者慎用抗纤溶药物，如氨甲环酸，有形成血栓阻塞尿路可能。

（4）纠正伴发的凝血功能障碍。

（5）停用抗血小板药物。

（6）积极处理外科出血。

（7）分装单采血小板，减少儿童和低体重者的血小板用量。

3. 血小板输注的效果评价

临床评价血小板输注效果主要是观察是否控制了出血。评价血小板输注疗效的指标主要用血小板校正增加值（CCI 值）衡量。CCI 值计算方法如下：

$$CCI = \frac{输注血小板后计数－输注血小板前计数}{输入血小板的绝对总数（×10^{11}）} × 体表面积（m^2）$$

血小板输注后 1 h CCI ＜ $10×10^9$/L 和输注后 24 h CCI ＜ $7.5×10^9$/L 为血小板输注无效。而输注后 1 h 血小板计数可了解输入的血小板数是否足量，协助了解并检测有无效果，如有无同种免疫；而输注后 24 h 血小板计数可了解血小板的存活期，让医生决定血小板输注的频率。

影响血小板输注效果的因素主要有两大类：一类为非免疫因素，如患者发热，有感染存在，脾功能亢进及 DIC 均可影响输注效果；另一类为免疫性输注无效，是由人类白细胞抗原（HLA）- I 类抗体和人类血小板抗原（HPA）抗体引起的。除了以上因素外，血小板制剂质量是一个重要因素，如血小板采集的过程、贮存条件、血小板数量、白细胞混入数、红细胞混入数等均可影响输注效果。当血小板输注无效时，应分析原因。如果是由于免疫性血小板输注无效者，应进行血小板交叉配合试验，寻找血小板相合的供者，进行血小板输注。

（三）常用血小板制品

1. 全血合并制备浓缩血小板

由 4～6 单位全血（采自多名献血员）分离制备的血小板合并成足够一个成人一次性治疗剂量的血小板制品。一般要求此制品至少含有 240×10^9 血小板。

1 单位制品容量 50～60 ml，含有至少 $55 \times 10^9/L$ 血小板；红细胞计数 $< 1.2 \times 10^9/L$；白细胞计数 $< 0.12 \times 10^9/L$。

传染病：①同输全血；②约 1% 全血合并制备浓缩血小板输注者可能发生细菌污染。

适应证：①治疗由于血小板减少和血小板功能障碍引起的出血；②预防血小板减少引起的出血，如造血功能衰竭。

禁忌证：①不用于一般的外科患者的预防出血，除非患者手术前有明显的血小板减少；②不适用下述情况——原发免疫性血小板减少症（ITP）、血栓性血小板减少性紫癜（TTP）、未经治疗的弥散性血管内凝血（DIC）和败血症相关的血小板减少症。

输注：①（多单位）合并后应尽快输注（一般在 4 h 内），因为存在细菌繁殖的危险；②输注前血小板不能在冰箱内保存，会降低血小板功能；③从 RhD 阳性供者采集制备的浓缩血小板不能输给可能怀孕的 RhD 阴性妇女；④只要可能，应输注 ABO 同型的血小板。

注意：非溶血性发热反应和变态性荨麻疹反应不少见，特别是多次接受输血的患者。

2. 单采浓缩血小板

血小板单采法由一个献血者采集足够输注剂量，避免了输注来自多个献血者的血，减少了因血小板合并制备传播传染病的危险。

容量 150 ～ 300 ml；血小板含量（150 ～ 550）×10^9，相当于 3 ～ 10 单位（全血分离浓缩血小板）；血小板含量、血浆容量和白细胞污染取决于采集方法。

传染病危险：同全血。

适应证：①同全血合并制备浓缩血小板。

注意：①需 ABO 相合；②O 型悬浮血小板血浆中的高滴度抗 A、抗 B 可以引起患者红细胞溶血（血小板输注前不需要交叉配 ABO 血型）。

三、白细胞

粒细胞缺乏症常会导致严重细菌、真菌感染，死亡率很高，粒细胞输注辅助抗生素治疗可取得较好的疗效。粒细胞输注的治疗量为每次 10^{10}，可使成人的血液循环中白细胞增加 2×10^9/L 左右。

粒细胞输注指征为：白细胞持续＜ 0.2×10^9/L，不能控制的细菌和真菌感染，或伴感染征象患者经广谱抗生素及抗真菌等治疗 48 h 以上仍无疗效。粒细胞半衰期短（6 ～ 8 h），需连续输注，一般为 5 ～ 7 天。输注粒细胞越多，在感染灶内分布亦越多，效果越好，故应保证数量足够。

粒细胞输注会诱导人类白细胞抗原（HLA）同种免疫反应、巨细胞病毒（CMV）感染及非心源性肺水肿。实际上，HLA 最初就是作为一种与输血反应相关的血型抗原而被发现的。而寻找 HLA 相合的供者在临床上尚有难度，且目前粒细胞还不能贮存。因此，粒细胞缺乏患者目前多应用重组人粒细胞集落刺激因子（rhG-CSF）或重组人粒–单核细胞集落刺激因子（rhGM-CSF）来刺激粒细胞的生成。

四、血浆制品

新鲜冰冻血浆（FFP）、冷沉淀等血浆制品当前许多适应证并没有充分的临床循证医学证据支持，实际上血浆制品的适应证非常有限，而输注血浆制品所致的不良反应、输血传播性疾病风险与其他成分血制品相似，且可能无法预料。

1. 新鲜冰冻血浆（fresh frozen plasma，FFP）

从 1 单位全血在采集后 6 h 内分离的血浆迅速冰冻到 −25℃或以下制成；有正常血浆中稳定凝血因子、白蛋白和免疫球蛋白的含量；至少含有新鲜血浆中的 70% 的凝血因子Ⅷ。

传染病危险：如不做进一步处理，危险同全血，如果用亚甲蓝 / 紫外线照射法处理，危险减少。

适应证：①多种凝血因子缺乏情况如肝脏疾病、双香豆素抗凝治疗过量、接受大剂量输血患者凝血因子损失；② DIC；③ TTP；④先天性抗凝血因子缺乏症，如蛋白 C 缺乏，易导致血栓形成，需要手术时以 FFP 补充蛋白 C。

输注：①正常情况应 ABO 同型以避免患者发生溶血；②不需交叉配血；③输注前应在 30 ～ 37℃水中融化，温度过高将破坏凝血因子和蛋白质；④融化后应尽快输注；⑤不稳定凝血因子会迅速被破坏，应在融化后 4 h 内输注；⑥融化后若需保存，应置于 2 ～ 6℃冰箱内，不能超过 24 h。

注意：①急性变态反应常见，特别在快速输注时；②偶尔会发生严重过敏反应，可能危及患者生命；③单纯低血容量不应该用血浆治疗。

2. 病毒灭活血浆

用亚甲蓝 / 紫外线照射处理以减少患艾滋病、乙型肝炎和丙型肝炎危险的血浆。这种方法灭活其他病毒，如甲肝病毒、微小病毒 B19 效果差一些。这种制品的成本比常规新鲜冰冻血浆要高许多。

3. 冷沉淀（cryoprecipitate）

通过加工新鲜冰冻血浆，获得容量为 10 ～ 20 ml 内含冷球蛋白组分的一种成分。冷沉淀可在 -20℃以下保存 1 年，含有一半全血的凝血因子Ⅷ和纤维蛋白原。每袋由 200 ml 新鲜冰冻血浆制备，约含有：凝血因子Ⅷ 80 ～ 100 IU；血管性血友病因子（vWF）活性保存（20% ～ 30%）；凝血因子Ⅻ活性保存（20% ～ 30%）；纤维蛋白原 150 ～ 250 mg；纤维结合蛋白 500 mg。

传染病危险：同血浆。

适应证：①作为浓缩凝血因子制品的替代品治疗遗传性凝血因子缺乏，如 vWF（血管性血友病）、凝血因子Ⅷ（血友病 A）、凝血因子Ⅻ；②在获得性凝血功能障碍疾病治疗中用以补充纤维蛋白原，如 DIC。

输注：①如可能，应用 ABO 同型制品；②不需做交叉配血；③融化后，通过一个标准输血器尽快输注；④必须在融化后 4 h 内输注；⑤融化后若需保存，应置于 2 ～ 6℃冰箱内，不能超过 24 h。

输注血浆制品应用注意：

（1）当患者因多种凝血因子缺乏伴严重出血和（或）DIC

时，可以使用 FFP 和血小板。但 FFP 不适用于无出血的 DIC，没有证据表明预防性补充 FFP 可以预防 DIC，或减少对输血的需要。

（2）一般在纤维蛋白原浓度＜ 1.0 g/L 时可以使用冷沉淀补充纤维蛋白原，但实际上是否有临床意义尚不知晓。

（3）TTP 在就诊时（最好在 24 h 内）即行血浆置换，每日进行单个容量血浆置换，血浆置换应持续到病情缓解后至少 2 天。

（4）香豆素类抗凝剂通过抑制维生素 K 影响肝合成凝血因子Ⅱ、Ⅶ、Ⅸ、Ⅹ 而起到抗凝作用，半衰期为 1.5 ～ 3.0 天，所以容易蓄积过量，应该首先使用维生素 K 静脉注射处理，FFP 只有部分疗效，并非理想治疗。无严重出血的此类药物过量不使用 FFP。

（5）维生素 K 缺乏所致的凝血时间延长应使用维生素 K 治疗，每周 3 次，成人每次 10 mg，儿童每次 0.3 mg/kg，数小时后发挥作用。一般不能输注 FFP，FFP 仅用于患者有活动性出血和手术出血，需紧急纠正凝血异常时使用。

（6）对于肝病患者，虽然有建议输注 FFP 预防严重肝病患者出血、凝血酶原时间延长，但效果并不确定，且止血功能不一定能恢复正常。建议使用 FFP 后复查凝血功能，以指导治疗。凝血酶原时间超过正常对照 4 s 以上的肝病患者不太可能从输注 FFP 中获益。

（7）对于手术出血和大量输血者，在治疗大量失血时是否输注 FFP 和输注多少 FFP，应根据凝血功能检查确定。FFP 不可用于单纯血容量的补充。

（8）最好选择 ABO 血型相合的 FFP，O 型 FFP 必须只用于O 型受者，A 型 FFP 可以给 A 型、O 型受者，B 型 FFP 可以给B 型、O 型受者，AB 型可以给任何 ABO 型受者。A 型、B 型和AB 型患者若无相合 FFP，可选择无"高滴度"抗 A 或抗 B 活性的 FFP。

（9）FFP 禁用于对血浆成分过敏者，如缺乏 IgA 已产生抗 IgA 抗体患者严禁输注含 IgA 制品。FFP 不用于单纯扩充血容量，不用于低蛋白血症（如肝硬化、肾病综合征、恶病质等）患者补充白蛋白或补充营养，不用于增加免疫球蛋白提高非特异性免疫力。

（10）冷沉淀制备过程无法杀灭病毒，患者输注时难以保证不受肝炎病毒和 HIV 感染，因此，建议最好不要输注冷沉淀。

五、血浆蛋白制品

在药物生产条件下制备的人血浆蛋白质制品，如：白蛋白、浓缩凝血因子制品、免疫球蛋白。对血浆蛋白制品进行热处理或化学处理以降低病毒传播危险，目前应用的这些方法对于灭活脂质包膜病毒非常有效；对于非脂质包膜病毒，如甲肝病毒、微小病毒 B19，灭活处理效果较差。

1. 人白蛋白溶液

通过大容量混合人血浆组分分离制备。

传染病危险：如果生产正常，无传播病毒性传染病的危险。

适应证：①治疗性血浆置换；②低蛋白血症患者的抗利尿水肿；③尚无证据表明在急性血容量补充治疗时，白蛋白优于晶体液。

禁忌证：不能用作静脉补充营养，不能用于补充主要氨基酸。

输注：①不需要做交叉配合试验；②不需要滤器。

注意：输注 20% 白蛋白有导致血管内容量扩大，引发肺水肿的危险。

2. 浓缩凝血因子Ⅷ制品

由大容量混合血浆制备的部分纯化的凝血因子Ⅷ制品。

传染病危险：目前的病毒灭活制品未见传播 HIV、人类嗜 T 细胞病毒（HTLV）和丙肝病毒，这些病毒为脂质包膜病毒；对于非脂质包膜病毒，如甲肝病毒和微小病毒 B19，灭活效果差。

适应证：①血友病 A；②中纯度制品含有 vWF，可用于治疗血管性血友病（vWD）。

替代制品：①低温沉淀物，新鲜冰冻血浆；②重组 DNA 技术制备的凝血因子Ⅷ制品。

3. 浓缩凝血因子Ⅸ制品 / 凝血酶原复合物浓缩剂（prothrombin complex concentrate，PCC）

含有凝血因子Ⅱ、Ⅸ、Ⅹ；PCC 由血浆去除凝血因子Ⅷ后制成，还含有凝血因子Ⅶ，为减少诱发血栓形成，目前的 PCC 多加入了肝素和（或）抗凝血酶（antithrombin，AT）以防止 PCC 的凝血因子激活和过量凝血酶形成。

传染病危险：同凝血因子Ⅷ制品。

适应证：①血友病 B；②凝血酶原时间延长需要手术者，使用 PCC；③维生素 K 缺乏症所致活动性出血，需要紧急手术。

注意事项：① PCC 不与抗纤溶药物合用；②维生素 K 缺乏症，应首先补充维生素 K。

输注：同凝血因子Ⅷ制品。

替代品：血浆。

4. 纤维蛋白原（fibrinogen）

纤维蛋白原由冷沉淀或血浆制备，纯度＞ 70%。一般 1 g 纤维蛋白原可以提高血浆纤维蛋白原浓度 0.25 ～ 0.5 g/L，通常首剂 0.01 kg/L，将血浆纤维蛋白原浓度升至 1.25 g/L 以上即可达到止血效果。

适应证：①先天性无纤维蛋白原症或纤维蛋白原异常；②纤维蛋白原合成减少（如严重肝病）或消耗过多（如 DIC、病理产科等）；③原发性纤溶亢进致出血，如急性早幼粒细胞白血病。

5.静脉注射免疫球蛋白

浓缩的人血浆 IgG 抗体溶液，经处理使制品安全并适用于作静脉注射。

适应证：①特发性血小板减少性紫癜和一些其他免疫性疾病；②免疫缺陷状态；③低丙种球蛋白血症；④ HIV 相关疾病。

禁忌证：有 IgA 抗体的选择性 IgA 缺乏患者，可因过敏而导致休克和死亡。

六、基因重组凝血因子

鉴于血液的来源有限，且存在输血传播性疾病风险，人们利用基因重组技术研制多种凝血因子，获得了基因重组的凝血因子Ⅶ、Ⅷ、Ⅸ，目前国内即将上市拜耳公司的重组活化人凝血因子Ⅷ。

重组活化人凝血因子Ⅷ输注适应证同浓缩凝血因子Ⅷ，且无传播病毒性疾病风险。

（何广胜）

参考文献

［1］高峰，王鸿利，刘国栋，等.临床用血.北京：人民卫生出版社，2003.

［2］王鸿利.血液制品的应用.// 王振义，李家增，阮长耿等主编.血栓与止血基础理论与临床.3 版.上海：上海科学技术出版社，2004：825-856.

［3］郦筱能，张之南.全血和血细胞的临床应用.// 邓家栋，杨崇礼，杨天楹等主编.邓家栋临床血液学.上海：上海科学技术出版社，2001：1626-1641.

［4］何广胜，王雪明.输血治疗.// 阮长耿，吴德沛，李建勇等主编.现代血液病诊断治疗学.合肥：安徽科学技术出版社，2007：518-521.

［5］何广胜.世界卫生组织 2016 年骨髓增生异常综合征分类更新解读.中

国实用内科杂志，2016，36（8）：643-646.

[6] British Committee for Standards in Haematology，Blood Transfusion Task Force. Guidelines for the use of fresh-frozen plasma，cryoprecipitate and cryosupernatant. British Journal of Haematology，2004，126：11-28.

[7] BCSH Secretary. Guidelines for the clinical use of red cell transfusions. Bri J Haematol，2001，113：23-31.

[8] BCSH Secretary. Guidelines for the clinical use of platelet transfusion. Bri J Haematol，2003，122：10-23.

第二章 红细胞疾病与输血

第一节 缺铁性贫血

一、概述

缺铁性贫血（iron deficiency anemia，IDA）是临床上最常见的贫血之一，多见于生育年龄的妇女和婴幼儿。病因可能为月经量多、消化道慢性失血、饮食中铁含量不足或铁吸收障碍等。常表现为头晕、乏力、活动后心悸、气短及耳鸣等。在儿童可出现生长发育迟缓、注意力不集中及异食癖等。

二、输血与处理

1. 处理

IDA 应首选补充铁剂治疗，贫血可很快纠正。中重度贫血可以采用静脉输注铁剂快速补铁，胃及十二指肠疾病影响铁吸收导致的缺铁也可优先选择静脉补铁。同时尽可能寻找并去除导致缺铁的病因。

2. 输血原则

IDA 病程缓慢进展，很少有明显组织缺氧的临床症状或体征，且补铁治疗后贫血快速纠正，因此 IDA 患者一般不需输血，也应尽量避免输血。仅在血红蛋白浓度降至 < 60 g/L 且出现组织缺氧的临床症状、高龄或有合并症时方考虑输血治疗。

3. 输血指征

接诊医师在衡量是否对 IDA 患者进行输血治疗时，除根据血红蛋白水平和血细胞比容对患者贫血的严重程度进行判断外，还应根据患者自身的基础状况、是否存在危险因素等进行个体化分析。

（1）血红蛋白浓度＜ 60 g/L 且有难以耐受的贫血症状者。IDA 多见于月经量多的中青年妇女，如患者年轻、无合并症及无明显组织缺氧症状，即使血红蛋白浓度＜ 60 g/L，也可输注静脉铁剂治疗、卧床减少活动，尽量避免输血。

（2）当 IDA 患者有合并症，如严重的心肺疾病导致机体代偿能力不足；急性感染、发热、疼痛等情况导致氧需求增加；急性失血、肺部炎症导致急性氧供给不足等情况时，加重了贫血的失代偿表现，出现组织缺氧临床症状，接诊医师应根据疾病情况放宽输血标准，提高血红蛋白以迅速纠正患者组织的氧供，避免出现严重并发症。

（3）IDA 患者在需要急诊手术、合并严重外伤、妊娠分娩等急症情况时，血红蛋白在 60 ～ 80 g/L 也可考虑进行输血治疗，提高血红蛋白以满足应激情况下的需求。

（4）老年患者（＞ 65 岁）对贫血耐受性较差，尤其是合并心肺功能不全或有上述危险因素者，即使血红蛋白 60 ～ 80 g/L 亦可考虑进行输血治疗。

4. 血液成分的种类、剂量与输注方法

（1）IDA 患者应选择红细胞悬液或浓缩红细胞输注。

（2）首次可考虑给予浓缩红细胞 1 ～ 2 单位（U）进行输注。如果合并症未纠正、贫血症状持续、血红蛋白浓度和血细胞比容无上升，可考虑再予相同剂量的浓缩红细胞进行输注。输血间隔时间应由接诊医师根据病情决定。

（3）IDA 合并心功能不全的患者，应在改善组织氧供的前提下尽可能减少输注的剂量或延长输注的时间，以避免液体过负荷导致心脏负担加重，并可酌情给予利尿处理。

5.输血的评估

输血后评估包括血红蛋白浓度、血细胞比容、组织缺氧临床症状及体征的改善。一般输注 2 U 红细胞悬液，推算可以使得血红蛋白浓度提高 10 ～ 20 g/L。

- 有效：组织缺氧的临床症状及体征改善；血红蛋白浓度在原有基础上提高 10 ～ 20 g/L 及血细胞比容相应升高，并能持续稳定。
- 无效：组织缺氧临床症状及体征没有改善，血红蛋白浓度及血细胞比容在原基础上无变化或有下降。
- 无效原因：依临床情况各不相同，主要原因包括存在活动性出血、并发症未得到有效纠正等情况。

6.输注无效的处理

IDA 输血治疗一般均有效，无效应考虑存在活动性出血，须及时纠正。

第二节 巨幼细胞性贫血

一、概述

叶酸和（或）维生素 B12 缺乏引起巨幼细胞性贫血（megaloblastic anemia，MA），可伴有白细胞和血小板降低。维生素 B12 缺乏大多为伴内因子抗体的胃肠道疾病或长期素食引起。贫血多缓慢发生，常伴有消化道症状如舌炎、食欲减退、腹胀等，或伴神经系统症状如肢体深感觉障碍、步态不稳等。

二、输血与处理

1. 处理

MA 患者首选补充维生素 B12 和叶酸治疗，贫血可快速恢复。内因子抗体阳性的患者维生素 B12 应肌内注射补充。维生素 B12 和叶酸应同时补充，避免仅补充叶酸后使维生素 B12 进一步缺乏，导致神经系统症状加重。

2. 输血原则

MA 病程缓慢进展，组织缺氧的临床症状或体征常不明显，补充维生素 B12 和叶酸后贫血或其他血细胞减少可快速恢复，因此 MA 患者一般不需输血，仅在血红蛋白浓度降至 < 60 g/L 及血细胞比容相应降低、高龄或有其他合并症时方考虑输血治疗。MA 输血治疗的目的在于改善患者组织缺氧的临床症状。

3. 输血指征

当接诊医师在衡量是否对 MA 进行输血治疗时，除根据血红蛋白水平和血细胞比容对患者贫血的严重程度进行判断外，还应该根据患者自身的基础状况、有无危险因素存在等进行个体化分析。

（1）血红蛋白浓度 < 60 g/L 且有难以耐受的贫血症状者。

（2）MA 多发生于老年人群（> 65 岁），易同时合并老年性疾病，如心功能不全、严重感染等；或存在贫血失代偿临床表现如嗜睡、心悸、倦怠、虚弱等，接诊医师可根据临床情况放宽输血标准，将血红蛋白浓度提高至 > 80 g/L，或在原基础水平上提高 20 g/L。

4. 血液成分的种类、剂量与输注方法

（1）MA 患者可选择悬浮红细胞或者浓缩红细胞输注。MA 也可能出现血小板减少，在补充维生素 B12 和叶酸后可快速恢复，一般不需要输注血小板，仅在血小板减少 < 20×10^9/L 合并

活动性出血时需要输注单采血小板。

（2）对于需输血治疗的 MA 患者，首次可考虑给予悬浮红细胞 1～2 U 进行输注即可。同时补充维生素 B12 和叶酸。如果合并症未纠正、贫血症状持续、血红蛋白浓度和血细胞比容无上升，可考虑再予相同剂量的悬浮红细胞进行输注。

（3）MA 合并心功能不全的患者，应在改善组织氧供的前提下尽可能减少输注的剂量、延长输注的时间，以避免液体过负荷导致心脏负担加重，并可酌情给予利尿处理。

5. 输血的评估

可参考"缺铁性贫血"一节。

6. 输注无效的处理

（1）MA 输血治疗仅用于紧急状态下快速改善组织缺氧症状，一般均有效。同时补充维生素 B12 和叶酸治疗，血细胞可快速恢复。

（2）在输血及药物治疗 2～3 周后仍不恢复，应考虑诊断错误、合并其他原因的贫血等。

第三节　阵发性睡眠性血红蛋白尿症

一、概述

阵发性睡眠性血红蛋白尿症（paroxysmal nocturnal hemoglobinuria，PNH）是一种后天获得性造血干细胞基因突变，异常血细胞缺乏一组糖化肌醇磷脂连接在细胞表面的膜蛋白，而使细胞功能发生变化，引起血管内溶血。该病有三大临床特征：血管内溶血发作，溶血重时则有血红蛋白尿；全血细胞减少以及血栓形成倾向。

二、输血与处理

1. 处理

PNH 为良性慢性疾病，平时应注意避免容易引起溶血发作的诱因。溶血发作时以肾上腺皮质激素为首选治疗，并给予水化、碱化避免肾功能损害。PNH 患者持续慢性血管内溶血，游离血红蛋白从尿中丢失容易导致缺铁，此时应给予补铁治疗，可提高血红蛋白水平，避免输血。

2. 输血原则

多数 PNH 患者长期有中至重度贫血，组织缺氧临床症状或体征常不明显，因此 PNH 无溶血发作时原则上不需输血。一般仅在发作溶血，血红蛋白浓度降至 < 60 g/L 及血细胞比容相应降低，或有其他合并症时方考虑输血治疗。输血治疗的目的在于改善患者组织缺氧的临床症状。

3. 输血指征

（1）PNH 患者血红蛋白浓度 < 60 g/L 伴有较为严重的贫血症状，如头晕、心慌、心绞痛等。

（2）在 PNH 合并妊娠、分娩、感染、外伤及手术等应激情况时，接诊医师根据临床病情可适当放宽输血指征。

（3）年龄较大（> 65 岁）PNH 患者，或合并有心肺疾病（如冠心病、心力衰竭、慢性阻塞性肺疾病等），或严重感染时，可根据具体病情考虑酌情输血。

4. 血液成分的种类、剂量与输注方法

（1）首选少浆的红细胞（包括浓缩红细胞、悬浮红细胞和洗涤红细胞），原则上不应输注全血。

（2）每次可输注红细胞 2 ～ 4 单位，每次输血间隔时间应依据基础血红蛋白数和患者临床贫血症状进行。

5. 输血的评估

输血后应进行评估，包括血红蛋白浓度、血细胞比容、网织红细胞百分比、血清胆红素、组织缺氧的临床症状及体征。

- 有效：血红蛋白浓度在原有基础上提高 20 g/L 及血细胞比容相应升高；网织红细胞百分比下降；血清胆红素下降；组织缺氧的临床症状及体征有改善，以上指标能持续稳定。
- 无效：血红蛋白浓度及血细胞比容在原基础上无变化或有下降。

无效原因：①溶血病情未得到有效控制。②全血细胞输入（补体输入）。

6. 输注无效的处理

（1）检查诱因是否去除。

（2）调整药物积极控制溶血。

（3）急性溶血引起严重贫血需要输血时只输红细胞，不宜使用全血细胞，因患者的红细胞对补体非常敏感，全血中补体含量高，还有白细胞碎片，能诱发或加重溶血。

第四节　地中海贫血

一、概述

地中海贫血（thalassemia），又称珠蛋白生成障碍性贫血或海洋性贫血，是一组遗传性溶血性贫血，共同特点是由于珠蛋白基因的缺陷使血红蛋白中的珠蛋白肽链有一种或几种合成减少或不能合成，致使血红蛋白的组成成分改变，正常成人型血红蛋白 [HbA（$\alpha_2\beta_2$）] 合成减少，从而表现为临床症状轻重不等的慢性进行性溶血性贫血。在中国有明显的区域性分布，主要在华南的广东、广西和西南地区。根据珠蛋白肽链合成障碍的不同，地中海贫血主要分为 β 型和 α 型两大类型。依据临床表现可以分为轻、中、重三型。

二、输血与处理

1. 处理

造血干细胞移植是根治本病的唯一方法。脾切除后，贫血症状能减轻，但数年后贫血又会加重。所以长期规范的输血治疗及充分去铁治疗是重型地中海贫血的关键治疗方法，可以纠正低氧血症，抑制代偿性骨髓增生及髓外造血，维持患儿正常的生长发育，避免心功能不全、骨骼畸形、肝脾大、脾功能亢进等各种并发症，改善患儿的生活质量，延长寿命。

2. 输血原则

（1）轻型、中间型地中海贫血无症状时不输血。

（2）中间型 α 或 β 地中海贫血患者在感染或妊娠贫血显著加重时可考虑输血。

（3）重型 β 地中海贫血患者一旦确诊，应尽早有规律地进行"高量"输血疗法。重型病例需定时定量输浓缩红细胞，使血红蛋白维持接近正常水平，以维持基本生理功能，减少严重感染和延缓脾大。

3. 输血指征

（1）重度贫血并有难以耐受的贫血症状。

（2）出现溶血现象。

（3）合并严重感染。

（4）贫血性心力衰竭。

（5）重型 β 地中海贫血患者一旦确诊，应尽早有规律地进行"高量"输血疗法。

4. 血液成分的种类、剂量与输注方法

最好始终输注去除白细胞的红细胞悬液，能延迟非溶血性发热性输血反应的发生或减轻严重程度，降低白细胞相关病毒的传播及未来行造血干细胞移植的风险。或从开始即接受红细胞表型相配的红细胞输注，可减少同种免疫抗体引起即刻或延迟性溶血性输血反应。接受直系亲属血液可能引起输血相关移植物抗宿主病（TA-GVHD），多次输注直系亲属血液的患者，在进行造血干细胞移植后可能会发生超急性移植物抗宿主病（GVHD），从而导致植入失败，因此，不建议接受直系亲属的血液。

根据输血后使血红蛋白维持在不同的水平，分别称为"中量""高量"和"超高量"的输血方案。目前国际上推荐予"高量"输血方案。

（1）"中量"输血方案：此方案为间歇输红细胞，使血红蛋白维持在 60～70 g/L 的"安全"水平，国内多采用这种输血方案。

（2）"高量"输血方案：通常患儿每次输注红细胞剂量为每 10 kg 体重 1 单位，每次输血时间 3～4 h，每 2～5 周输血一次，维持输血前血红蛋白浓度 > 95 g/L，输血后血红蛋白浓度为 120～140 g/L。开始宜短期内反复输注，待血红蛋白达到上述水平后适当延长输血的间歇期。"高量"输血既可以纠正机体缺氧，减少肠道铁的吸收，抑制肝脾大和骨骼的病理改变，也明显改善患儿的生长发育。

（3）"超高量"输血方案：对于合并心功能不全、骨髓扩张等并发症的患者，应给予"超高量"输血治疗，维持输血前血红蛋白达到 110～120 g/L。

既往治疗不规范、已经合并心功能不全的患者，应少量、缓慢、多次输血来逐渐提高血红蛋白，避免"高量"输血加重心脏负荷。

5. 输血注意事项

（1）患者应输注 ABO 和 Rh（D）血型相符的红细胞，每次输血前应进行严格的交叉配血和不规则抗体检测，及时发现有临床意义的不规则抗体，有针对性地进行筛选和选择相合的红细胞输注。

（2）长期反复输血容易产生同种免疫，患者将产生针对红细胞抗体，导致输血不良反应并降低输血疗效。重型 β 地中海贫血患者应在开始第一次输血前明确血型，包括 ABO、RhD 血型，以及 Kell、Rh 系统 e 抗原、E 抗原、c 抗原、C 抗原等。尽量选择多种亚型相配合的血液。

（3）有传播疾病的风险。

（4）长期输血引起铁负荷增加，大量铁沉积在全身各系统脏器造成脏器损害，如肝、胰腺、心脏及内分泌功能损害，称为血色病。血色病是重型地中海贫血致残和致死的首要原因。因此"高量"输血疗效必须以充分去铁治疗为前提，坚持规范使用铁螯合剂加速铁在体内的排出，减轻体内铁的负荷。目前口服铁螯合剂地拉罗司及去铁酮方便安全。

（5）输血效果变差，需注意排查是否有影响输血效果的因素存在，如发热、感染等会缩短输血间隔、增加额外输血量；出现不规则抗体、脾功能亢进会使红细胞寿命缩短。

第五节　葡萄糖 -6- 磷酸脱氢酶缺乏症

一、概述

在我国红细胞葡萄糖 -6- 磷酸脱氢酶（glucose-6-phosphate dehydrogenase，G6PD）缺乏是遗传性红细胞酶缺乏中最常见的一种，由于基因缺陷导致，为 X 伴性不完全显性遗传，男性发病多于女性。由于 G6PD 缺乏症变异型很多，临床表现差异大，轻型可无任何症状，重型者可表现为先天性非球形红细胞溶血性贫血，一般多表现为服用某些药物、蚕豆或在感染后诱发急性溶血，重者可危及生命。目前尚无特殊的治疗方法。

二、输血与处理

1. 处理

G6PD 缺乏无特殊治疗。平时应避免使用引起溶血的药物，避免食用蚕豆，避免感染。出现溶血时进行大量饮水、尿液碱化等对症处理。

2. 输血原则

G6PD 缺乏是一种自限性疾病，溶血发作时缺乏 G6PD 的红细胞被破坏，溶血即停止。所以，有溶血不一定需要输血，仅在溶血严重时方考虑输血。

3. 输血指征

（1）贫血症状严重，Hb < 50 g/L 或住院后仍有显著血红蛋白尿者可考虑。

（2）溶血患者病情十分危急。

4. 血液成分的种类、剂量与输注方法

（1）应选择悬浮红细胞（或浓缩红细胞）。

（2）输血时一次输注 2 U 红细胞即可。少数患者一次输血后，由于溶血尚未终止，贫血症状未缓解，可考虑第二次输血。

5. 输血无效的处理

（1）尽量不输亲属的血，最好对献血者进行快速复查，选用非 G6PD 缺乏者作为血源。

（2）注意诱发 G6PD 缺乏的诱因是否去除，如感染、药物（退热药、磺胺类药、砜类药）等因素。

第六节　遗传性球形红细胞增多症

一、概述

遗传性球形红细胞增多症（hereditary spherocytosis，HS）是最常见的家族性和先天性红细胞膜异常。通常是常染色体显性遗传，少数为常染色体隐性遗传。由于基因异常导致红细胞膜蛋白上的脂质丢失，破坏了红细胞膜脂类结构稳定性，使红细胞变成球形，在脾滞留而被破坏。溶血性贫血严重程度不一，脾切除能显著改善症状。

二、输血与处理

1. 处理

HS 为良性慢性疾病，临床贫血表现轻重不一，从无症状至危及生命的贫血。轻、中度贫血 HS 占大多数，常在诱因下发作溶血加重贫血，支持治疗后可自行恢复。平时可补充叶酸治疗。中重度贫血首选脾切除治疗。

2. 输血原则

（1）轻、中度贫血 HS 患者，无溶血发作时不需输血。

（2）有溶血发作时，是否需要输血，主要是看患者有无贫血危象危及生命，如疲劳、晕厥、呼吸困难、心动过速、心绞痛、直立（体位）性低血压、一过性脑缺血等；其次考虑血红蛋白浓度是否降至 < 60 g/L。输血应使其维持在无贫血症状的最低水平。

3. 输血指征

（1）血红蛋白浓度 < 60 g/L 伴难以耐受的贫血症状。

（2）出现贫血危象时。

（3）患者在感染、劳累、妊娠分娩、外伤等诱因下贫血加重，可根据病情需要给予积极输血治疗。

（4）严重 HS 者需定期输血，故多采用脾切除手术治疗。

4. 血液成分的种类、剂量与输注方法

HS 输血时一般选择输注悬浮红细胞（或浓缩红细胞）。

每次输入悬浮红细胞 1 ～ 2 U，输血间隔时间应由接诊医师依据基础血红蛋白浓度和患者临床贫血症状进行分析判断。

5. 输血的评估

输血后应进行评估，包括血红蛋白浓度、血细胞比容、网织红细胞百分比、血清胆红素、组织缺氧的临床症状及体征。

- 有效：血红蛋白浓度在原有基础上提高 20 g/L 及血细胞比容相应升高；网织红细胞百分比下降；血清胆红素下降；组织缺氧的临床症状及体征有改善，以上指标能持续稳定。
- 无效：血红蛋白浓度及血细胞比容在原基础上无变化或有下降。

无效原因：溶血病情未得到有效控制。

6. 输注无效的处理

（1）影响输血效果因素为：患者的基本健康状况、加重溶血的诱因是否去除、贫血发生的速度、患者的心肺功能。

（2）调整药物积极控制溶血。

第七节 遗传性椭圆形红细胞增多症

一、概述

遗传性椭圆形红细胞增多症（hereditary elliptocytosis，HE）大多属于常染色体显性遗传，所以大多数患者有阳性家族史；极少数为常染色体隐性遗传。由于红细胞膜骨架蛋白分子异常结构，使红细胞膜骨架稳定性降低，异常细胞在外来作用下破碎导致溶血发生。总体来说，本病溶血不严重，多表现为隐匿型：无症状、无溶血及贫血；或溶血代偿型：有溶血表现，但无贫血，可有轻度黄疸和脾大。仅 10% ～ 15% 有显著溶血表现，表现为较显著的贫血、黄疸和脾大，可在慢性溶血过程中发生胆石症和血液再生障碍或溶血危象。特点是外周血中有大量椭圆形成熟红细胞，占红细胞的 25% 以上，根据不同的临床表现和分子病变分为不同的类型。

二、输血与处理

1. 处理

HE 为良性慢性疾病，需定期输血者应以脾切除作为首选治疗。临床贫血表现轻重不一，从无症状至危及生命的贫血。轻、中度贫血占大多数，常在诱因下发作溶血加重贫血。

2. 输血原则

（1）轻、中度贫血的 HE 患者，无溶血发作时原则上不需输血。

（2）有溶血发作时，是否需要输血，主要是看患者有无贫血危象危及生命，如疲劳、晕厥、呼吸困难、心动过速、心绞痛、直立（体位）性低血压、一过性脑缺血等；其次考虑血红蛋白浓度是否降至 < 60 g/L。输血应使其维持在无贫血症状的最低水平。

3. 输血指征

（1）血红蛋白浓度 < 60 g/L 伴难以耐受的贫血症状。

（2）出现贫血危象时。

（3）患者在感染、劳累、妊娠分娩、外伤等诱因下贫血加重，可根据病情需要给予积极输血治疗。

（4）严重 HE 者需定期输血，故多采取脾切除手术治疗。

4. 血液成分的种类、剂量与输注方法

HE 输血时一般选择输注悬浮红细胞（或浓缩红细胞）。

每次输入悬浮红细胞 1 ～ 2 U，输血间隔时间应由接诊医师依据基础血红蛋白浓度和患者临床贫血症状进行分析判断。

5. 输血的评估

输血后应进行评估，包括血红蛋白浓度、血细胞比容、网织红细胞百分比、血清胆红素、组织缺氧的临床症状及体征。

- 有效：血红蛋白浓度在原有基础上提高 20 g/L 及血细胞比容相应升高；网织红细胞百分比下降；血清胆红素下降；组织缺氧的临床症状及体征有改善，以上指标能持续稳定。
- 无效：血红蛋白浓度及血细胞比容在原基础上无变化或有下降。

无效原因：溶血病情未得到有效控制。

6. 输注无效的处理

（1）影响输血效果因素为：患者的基本健康状况、加重溶血的诱因是否去除、贫血发生的速度、患者的心肺功能。

（2）调整药物积极控制溶血。

第八节　遗传性口形红细胞增多症

一、概述

遗传性口形红细胞增多症（hereditary stomatocytosis，HST）为一种常染色体显性遗传性溶血性疾病，常有家族史，极少数有隐性遗传特点。在我国 1983 年首次报道，发病率很低。表现为轻重不等的溶血性贫血，外周血涂片可见红细胞中央苍白区呈一狭长条状的口形，占比＞5%，平均红细胞体积（MCV）增高，平均红细胞血红蛋白浓度（MCHC）减低，渗透性增加。需注意排除珠蛋白生成障碍性贫血，肝病，肌强直及氯丙嗪、奎尼丁、长春碱治疗后，铅中毒，酒精中毒等引起的口形红细胞增多。

二、输血与处理

1. 处理

HST 为良性慢性疾病，临床贫血表现轻重不一，从无症状至危及生命的贫血。轻、中度贫血占大多数，常在诱因下发作溶血加重贫血。轻者无需治疗，重者可输血。脾切除后血栓风险大，一般不主张切脾治疗。HST 患者容易出现铁过载，即使是非输血依赖的患者，需注意识别，及时去铁治疗。

2. 输血原则

（1）轻、中度贫血 HST 患者，无溶血发作时原则上不需输血。

（2）有溶血发作时，是否需要输血，主要是看患者有无贫血危象危及生命，如疲劳、晕厥、呼吸困难、心动过速、心绞痛、直立（体位）性低血压、一过性脑缺血等；其次考虑血红蛋白浓度是否降至＜60 g/L。输血应使其维持在无贫血症状的最低水平。

3. 输血指征

（1）血红蛋白浓度＜60 g/L 伴难以耐受的贫血症状。

（2）出现贫血危象时。

（3）患者在感染、劳累、妊娠分娩、外伤等诱因下贫血加重，可根据病情需要给予积极输血治疗。

4. 血液成分的种类、剂量与输注方法

HST 输血时一般选择输注悬浮红细胞（或浓缩红细胞）。

每次输入红细胞悬液 1 ～ 2 U，输血间隔时间应由接诊医师依据基础血红蛋白浓度和患者临床贫血症状进行分析判断。

5. 输血的评估

输血后应进行评估，包括血红蛋白浓度、血细胞比容、网织红细胞百分比、血清胆红素、组织缺氧的临床症状及体征。

- 有效：血红蛋白浓度在原有基础上提高 20 g/L 及血细胞比容相应升高；网织红细胞百分比下降；血清胆红素下降；组织缺氧的临床症状及体征有改善，以上指标能持续稳定。
- 无效：血红蛋白浓度及红细胞比容在原基础上无变化或有下降。

无效原因：溶血病情未得到有效控制。

6. 输注无效的处理

（1）影响输血效果因素为：患者的基本健康状况、加重溶血的诱因是否去除、贫血发生的速度、患者的心肺功能。

（2）调整药物积极控制溶血。

第九节　丙酮酸激酶缺乏症

一、概述

丙酮酸激酶缺乏症（pyruvate kinase deficiency，PKD）是红细胞无氧酵解通路中最常见的红细胞酶缺乏性疾病。因红细胞丙酮酸激酶基因缺陷导致丙酮酸激酶（PK）活性减低或性质改变，导致红细胞内渗透压降低，细胞水分丧失，细胞体积变小而出现各种皱缩，在通过脾的血窦时被破坏，是一种常染色体隐性遗传性的溶血性疾病。

二、输血与处理

1. 处理

PKD 患者贫血程度差异很大，轻者不需要输血；重者需反复输血方能存活。少数患者在感染后致溶血加重，需根据病情给予输注。

2. 输血原则

PKD 患者贫血程度差异很大，有溶血不一定需要输血，仅在溶血严重时方考虑输血。

3. 输血指征

（1）贫血症状严重，或在婴儿早期出现中度以上的贫血、黄疸。

（2）溶血患者病情十分危急。

4. 血液成分的种类、剂量与输注方法

（1）应选择浓缩红细胞（或悬浮红细胞）。

（2）输血时一次输注 2 U 红细胞即可。少数患者一次输血后，由于溶血尚未终止，贫血症状未缓解，可考虑第二次输血。

5. 输血无效的处理

（1）尽量不输亲属的血，最好对献血者进行快速复查，选用非 PK 缺乏者作为血源。

（2）注意诱发 PKD 的诱因是否去除，如感染、药物（退热药、磺胺类药、砜类药）等因素。

第十节　慢性病贫血

一、概述

慢性病贫血（anemia of chronic disorders，ACD）指伴随着某些感染、自身免疫性疾病和恶性肿瘤等发生的贫血。一般认为这类贫血的发生是由于铁代谢障碍、红细胞寿命缩短、炎性细胞因子增多导致红细胞生成素生成减少等原因。ACD 一般表现为轻到中度贫血，常伴有慢性感染、炎症或肿瘤，多为正细胞正色素性贫血，部分为小细胞低色素性贫血；骨髓细胞铁染色示红系细胞中铁粒减少，而巨噬细胞内铁粒增多；血清铁和总铁结合力降低，转铁蛋白饱和度正常或稍低，血清铁蛋白水平增高。

二、输血与处理

1. 处理

ACD 的治疗主要是治疗基础疾病，在基础疾病纠正后，贫血可以得到改善。对促红细胞生成素（EPO）相对缺乏或骨髓红系细胞对 EPO 的反应迟钝患者，可以应用 EPO 治疗。

2. 输血原则

ACD 多为轻到中度贫血，病程进展较为缓慢，机体可产生一系列代偿反应来适应，患者常有较好的耐受性。由于 ACD 病因比较复杂，所以输血指征不以血红蛋白高低为主要判断指标，而以患者病因、临床症状和当前治疗情况为准。

3. 输血指征

（1）血红蛋白浓度在 100 g/L 以上者不必输血。

（2）当血红蛋白在 80 ～ 100 g/L 时，一般不需要积极输血治疗。

（3）当血红蛋白浓度＜ 80 g/L 或有较为严重的贫血症状，如乏力、心慌、气短、晕厥等，可考虑输血治疗。

（4）患者年龄较大（＞ 65 岁），或合并心肺疾病，如冠心病、心力衰竭、慢性阻塞性肺疾病等，或严重感染，当血红蛋白浓度＜ 100 g/L 时，即可根据具体病情考虑酌情输血治疗。

（5）如果患者需手术、妊娠分娩或有出血时，在没有输血禁忌证情况下，应在短时间内输入足量红细胞悬液，将血红蛋白迅速提高到 80 ～ 100 g/L。具体输血量和输血频率应由接诊医师根据病情掌握。

4. 血液成分的种类、剂量与输注方法

（1）ACD 输血时一般选择输注悬浮红细胞（或浓缩红细胞）。

（2）对于合并心脏疾病的患者，要注意多次少量输血，可采取每次 1 U 红细胞，每日 1 次或隔日 1 次输注，以免过多的容量负荷影响心功能。

（3）一般可输注悬浮红细胞每次 1 ～ 2 U，每次输血间隔时间应取决于基础血红蛋白水平和临床贫血症状。目标是使贫血症状得到改善。

5. 输血的评估

一般输注 2 U 悬浮红细胞，可以使得血红蛋白水平提高10 ～ 20 g/L。

输血后应进行评估，包括血红蛋白浓度、血细胞比容、组织缺氧的临床症状及体征。

- 有效：血红蛋白浓度在原有基础上提高 20 g/L 及血细胞比容相应升高；组织缺氧的临床症状及体征有改善，以上指标能持续稳定。
- 无效：血红蛋白浓度及血细胞比容在原基础上无变化或有下降。

无效原因：

（1）合并自身免疫性溶血性贫血（AIHA）。

（2）合并出血。

（3）出现同种抗体。

（4）基础疾病未得到控制。

6. 输注无效的处理

（1）合并 AIHA：一些自身免疫性疾病如系统性红斑狼疮、

干燥综合征等以及淋巴细胞肿瘤（如慢性淋巴细胞白血病、淋巴瘤）等相关的贫血往往是多因素的结果，因此，要注意检查相关溶血指标如网织细胞计数、血总胆红素和间接胆红素、Coombs试验等。

（2）合并出血：部分肿瘤特别是消化道肿瘤患者可能并发出血，因此在询问病史时要特别注意询问有无出血表现，同时可以检查便潜血等。

（3）ACD患者在多次输注红细胞悬液后，体内可能会出现同种抗体，导致红细胞无效输注。

（陈苗　许莹）

参考文献

［1］陈敏章. 中华内科学. 北京：人民卫生出版社，2001.

［2］邓家栋，杨崇礼，杨天楹，等. 邓家栋临床血液学. 上海：上海科学技术出版社，2001.

［3］沈梯，赵永强. 血液病诊断及疗效标准. 北京：科学出版社，2020.

［4］张之南，李家增. 血液病治疗学. 北京：科学技术文献出版社，2005.

［5］张之南，李蓉生. 红细胞疾病基础与临床. 北京：科学出版社，2000.

［6］高峰主译. 临床用血. 北京：人民卫生出版社，2003.

［7］张钦辉. 临床输血学. 上海：上海科学技术出版社，2000.

［8］Tobian AA，Heddle NM，Wiegmann TL，et al. Red blood cell transfusion：2016 clinical practice guidelines from AABB. Transfusion，2016，56（10）：2627-2630. doi：10.1111/trf.13735. PMID：27739152.

［9］Carson JL，Grossman BJ，Kleinman S，et al；Clinical Transfusion Medicine Committee of the AABB. Red blood cell transfusion：a clinical practice guideline from the AABB*. Ann Intern Med，2012，157（1）：49-58. doi：10.7326/0003-4819-157-1-201206190-00429. PMID：22751760.

［10］Franchini M，Marano G，Mengoli C，et al. Red blood cell transfusion policy：a critical literature review. Blood Transfus，2017，15（4）：

307-317. doi：10.2450/2017.0059-17. PMID：28661855；PMCID：PMC5490725.

[11] Roback JD. Evidence-based guidelines for blood transfusion. J Infus Nurs，2012，35（3）：187-190. doi：10.1097/NAN.0b013e31824d29fe. PMID：22498488.

[12] Storch EK，Custer BS，Jacobs MR，et al. Review of current transfusion therapy and blood banking practices. Blood Rev，2019，38：100593. doi：10.1016/j.blre.2019.100593. Epub 2019 Jul 25. PMID：31405535.

第三章 自身免疫性溶血性贫血与输血

一、概述

自身免疫性溶血性贫血（autoimmune hemolytic anemia，AIHA）指由各种原因刺激人体产生抗自身红细胞抗体导致红细胞破坏溶血的贫血。根据自身抗体血清学特点可分为温抗体和冷抗体型 AIHA，根据有无基础疾病分为继发性和特发性 AIHA，常见继发原因包括药物、感染、结缔组织病、肿瘤及淋巴增殖性疾病等。

二、输血与处理

1. AIHA 的治疗主要是采用糖皮质激素、静脉丙种球蛋白或免疫抑制剂积极控制溶血，并积极查找去除溶血原因。

2. 输血原则

AIHA 去除诱因并进行有效药物治疗，溶血即可停止，贫血多能改善。而输入的红细胞在体内也可能被抗红细胞自身抗体破坏，只能短暂升高血红蛋白，且由于自身抗体的存在，干扰体外交叉配血，配血不合输注增加同种异体抗体导致的急性输血相关溶血风险，故 AIHA 尽量不采取输血治疗，在患者出现严重溶血、重度贫血威胁生命时才考虑输血。

3. 输血指征

AIHA 输血风险较大，故接诊医师应注意严格掌握输血指征。

（1）Hb < 50 g/L，并在安静状态下有明显贫血症状者。

（2）Hb > 50 g/L，但因急性起病并进展较快，伴有心绞痛或心功能不全者。

（3）出现嗜睡，反应迟钝，精神错乱及昏迷等中枢神经系统症状者。

（4）因溶血危象而导致低血容量性休克。

（5）AIHA 患者年龄较大（> 65 岁）者或合并心肺疾病，如冠心病、心力衰竭、慢性阻塞性肺疾病等，或严重感染时，可根据具体病情考虑酌情输血。

（6）轻中度溶血不必输血。较严重溶血时，应每 2 ～ 4 h 进行检查，从临床上观察溶血体征、血红蛋白或血细胞比容下降情况，如病情稳定，可不必再次输血。

4. 血液成分的种类、剂量与输注方法

（1）首选输入洗涤红细胞，可加用白细胞滤器输注，减少输血相关发热反应。但不是必须输注洗涤红细胞，也可给患者输入悬浮红细胞或浓缩红细胞。原则上不用全血细胞输入。

（2）体外交叉配血不合的处理：自身抗体针对的主要红细胞抗原（Rh 血型抗原、I 血型抗原、红细胞膜带 3 蛋白或其他膜表面糖蛋白）广泛存在于人红细胞表面，因此，存在自身抗体会导致供受者体外交叉配血不合，不能通过体外交叉配血试验来排除可能存在的同种抗体。需要采用特殊的相容性检测方法来排除同种抗体，避免因同种抗体诱发严重输血相关血型不合的溶血。试验方法包括用患者自身红细胞或选定的已知抗原类型的供者红细胞吸附去除患者血浆中的自身抗体，吸附后的血浆再与已知抗原类型的红细胞板（抗体筛选）反应来鉴定潜在的同种抗体，并进行交叉配血选择相容的红细胞。严重贫血时，可能无法获得足够的自身红细胞吸附自身抗体，可以采用与患者红细胞表型相合的红细胞输注，即用针对除了 ABO 和 Rh 血型之外常见同种抗体的红细胞抗原分型血清进一步鉴定患者红细胞表面抗原类型。"分子表型"能更准确地鉴定红细胞表型，但耗时长，不适合急性溶血患者的输注需求，而且需注意红细胞"分子表型"的鉴定需要在输血前或者输血后至少 3 个月后进行以避免供者红细胞的干扰。

如存在同种抗体，则应选择与同种抗体相容的血液输注。受者红细胞表型鉴定及输注表型相合的供者红细胞可以降低因同种异体抗体"隐藏"在自身抗体中导致的溶血风险，但并不能完全消除这种风险。目前已经鉴定出 400 多种红细胞抗原，只有少数可获得分型血清。而且"分子表型"也可能无法正确确定患者的抗原类型，因为在抗原编码区以外发生基因突变可能导致基因沉默。

在交叉配血不完全相合时，应选择多份 ABO 血型相同的血液做配血试验，输注患者血清与供者红细胞反应最弱的血液，即"最小不相容"红细胞制品。

（3）如果溶血严重危及生命，而患者的 ABO 血型一时难以确定，病情危重，需要权衡利弊，输注 O 型洗涤红细胞，并同时使用大剂量糖皮质激素及静脉丙种球蛋白。

（4）多采取少量多次输血办法，一般每次 1～2 U 输注。

（5）AIHA 输血起始速度需慢，密切观察有无急性输血相关溶血发生。

5. 输血的评估

输血后应进行评估，包括血红蛋白浓度、血细胞比容，以及网织红细胞百分比、血清胆红素、乳酸脱氢酶，组织缺氧的临床症状及体征。

- 有效：血红蛋白浓度在原有基础上提高 20 g/L 及血细胞比

容相应升高；网织红细胞百分比下降；血清胆红素下降；组织缺氧的临床症状及体征有改善，以上指标能持续稳定。

- 无效：血红蛋白浓度及血细胞比容在原基础上无变化或有下降。

无效原因：

（1）溶血病情未得到有效控制。

（2）反复输血后同种抗体产生。

6. 输注无效的处理及注意事项

（1）红细胞血型鉴定：AIHA 患者因抗红细胞自身抗体存在，可能影响血型鉴定和体外交叉配血。血型鉴定错误，或者输注交叉配血不完全相合红细胞，AIHA 患者体内同种抗体可能诱发供者红细胞溶血，导致输血无效。因此 AIHA 患者需进一步鉴定患者所具有的红细胞血型抗原（ABO，其他血型及稀有血型），选择同型供者红细胞。必须强调：一旦患者接受过异体输血，其血型鉴定更加困难，有时甚至不能准确定型，因此，在 AIHA 患者初次进行血型血清学检测时即应注意这一点。

（2）AIHA 患者比较适合少量多次输血。首次剂量以 1～2 U 为宜，输血速度要慢；必要时可给予一日 2 次输注。即使患者的血红蛋白已降得很低，也不宜一次大量输血，一般维持患者的生命体征稳定，缓解组织缺氧症状即可，过量、过快输血可发生由自身抗体介导的溶血使病情加重，还有循环超负荷的危险。

（3）冷凝集素病或冷凝集素综合征严重溶血患者应对患者保暖，输注加温血液制品。

（4）由于同种抗体或自身抗体的存在，输入的红细胞可能继续不断被破坏，发生再次溶血，严重的输血后溶血表现为血红蛋白血症和血红蛋白尿，大量被破坏的红细胞产物中的凝血物质还可导致弥散性血管内凝血（DIC）。因此应缓慢输注，观察输血全过程，发现病情变化及时停止输血。

Evans 综合征

一、Evans 综合征定义

Evans 综合征为同时或相继发生 AIHA 和特发性血小板减少性紫癜（idiopathic thrombocytopenic purpura，ITP）的综合征。

二、输血

Evans 综合征患者红细胞制品输注同 AIHA。血小板输入标准参见第十二章 ITP。由于患者体内存在血小板抗体，能够破坏内源性及外源性血小板，输注的血小板存活时间短，因此，一般情况下不建议输注血小板，仅在血小板减少引起器官出血风险时才应考虑输注单采血小板，且需注意出血风险除了与血小板数量有关外，还与疾病控制情况、合并症、血小板功能、血中抗凝物质及血管功能等诸多因素相关。血小板输注的疗效应以临床出血情况的改善为判断的主要标准，而不是血小板的数量。

（陈苗　许莹）

参考文献

［1］陈敏章 . 中华内科学 . 北京：人民卫生出版社，2001.

［2］邓家栋，杨崇礼，杨天楹，等 . 邓家栋临床血液学 . 上海：上海科学技术出版社，2001.

［3］张之南，李家增 . 血液病治疗学 . 北京：科学技术文献出版社，2005.

［4］Go RS，Winters JL，Kay NE. How I treat autoimmune hemolytic anemia. Blood，2017，129（22）：2971-2979. doi:10.1182/blood-2016-11-693689. PMID：28360039.

［5］Das SS，Zaman RU，Safi M. Incompatible blood transfusion：Challenging yet lifesaving in the management of acute severe autoimmune hemolytic anemia. Asian J Transfus Sci，2014，8（2）：105-108. doi：10.4103/0973-6247.137445. PMID：25161349；PMCID：PMC4140051.

［6］Park SH，Choe WH，Kwon SW. Red Blood Cell Transfusion in Patients With Autoantibodies：Is It Effective and Safe Without Increasing Hemolysis Risk? Ann Lab Med，2015，35（4）：436-444. doi：10.3343/alm.2015.35.4.436. Epub 2015 May 21. PMID：26131416；PMCID：PMC4446583.

［7］Petz LD. A physician's guide to transfusion in autoimmune haemolytic anaemia. Br J Haematol，2004，124（6）：712-716. doi：10.1111/j.1365-2141.2004.04841.x. PMID：15009058.

第四章　再生障碍性贫血与输血

一、定义

再生障碍性贫血（再障，aplastic anemia，AA）是一组化学、物理、生物因素或原因不明所致的骨髓造血功能衰竭疾病。其特征为骨髓造血组织显著减少，以致红骨髓向心性萎缩被黄骨髓代替，但无恶性细胞及网状纤维增生，临床上呈全血细胞减少，常有严重贫血、感染和出血。多数重型再障发生快且重，故应积极输血支持治疗；慢性或轻型再障发病缓，多以慢性贫血为主要表现，若无明显症状，可尽量少输或不输血。

二、诊断标准

（1）全血细胞减少，网织红细胞减少，淋巴细胞相对增多。

（2）一般无肝、脾大。

（3）骨髓至少一个部位增生减低或重度减低（如增生活跃，需有巨核细胞明显减少），骨髓小粒非造血细胞增多，骨髓活检示造血组织减少，脂肪组织增加。

（4）能排除其他引起全血细胞减少的疾病，如骨髓增生异常综合征、阵发性睡眠性血红蛋白尿症、急性造血功能停滞、自身抗体介导的全血细胞减少、骨髓纤维化、急性白血病、淋巴瘤等。

诊断成立后，尚需区分是重型还是轻型再障，以利于治疗及判断预后。

● 重型再障（包括急性再障——重型再障 I 型，由慢性再障转来的重型再障 II 型）

①骨髓细胞增生度＜ 25%；如果增生度在 25% ～ 50%，需满足残留造血细胞比例＜ 30%。

②血象具备下列三项中的两项：中性粒细胞计数＜ 0.5×10^9/L；血小板计数＜ 20×10^9/L；网织红细胞绝对值＜ 20×10^9/L。

● 轻型再障（慢性再障）

①全血细胞减少。

②不符合重型再障诊断标准。

三、重型再障的输血与处理

（一）处理

重型再障诊断确立后应积极治疗，脱离可能诱发因素，根据患者具体情况选择免疫抑制治疗、异基因造血干细胞移植及促造血治疗等。

（二）贫血

一个正常体表面积的成人患者，若骨髓红细胞不能生成，则每周约需红细胞 200 ml。重型再障者，造血功能重度衰竭，骨髓红系增生不良，又常伴有出血，Hb 多在 60 g/L 以下。

1. 输血原则

（1）输血以能改善患者贫血症状，缓解缺氧状态为宜，无需将血红蛋白水平纠正至正常值。输血阈值一般在 Hb ＜ 60 g/L，伴有明显贫血症状。

（2）老年（＞ 65 岁）、代偿反应能力受限（如伴有心肺疾患）、需氧量增加（如感染、发热、疼痛等）、氧供应缺乏加重（如失血、肺炎等），这些情况下，可放宽输注阈值，不必 Hb < 60 g/L。

2. 输血指征

（1）Hb < 60 g/L，Hct < 0.20，伴难以耐受的贫血症状。

（2）贫血失代偿：意识状态改变、脉搏减弱、充血性心力衰竭、肝大、周围循环灌注不足等。

3. 血液成分的种类、剂量与输注方法

（1）尽量输注红细胞而不是全血，具体量随病情而定（如无红细胞，或有循环障碍时，可输入全血）。

（2）有发生心力衰竭风险者，控制输注速度，2 ～ 4 h 予以 1 U 红细胞（最好是浓缩红细胞），可适当予以利尿剂。

（3）拟行异基因造血干细胞移植者最好输注经辐照后的红细胞。

4. 输血的评估 / 无效的原因

（1）评估症状的改善：输注后进行再评估，若重度贫血症状仍存在，再予以红细胞 1 ～ 2 U。

（2）输注无效的处理：积极有效治疗再障，输注红细胞维持血红蛋白于目标水平。

5. 注意

（1）应尽量减少输血，延长输血时间间隔，避免发生输血性血色病。血色病处理见"骨髓增生异常综合征与输血"一章。

（2）即使再障患者白细胞和（或）血小板数减少，其贫血都应该输浓缩红细胞，而不是输全血。

（三）出血

1. 输血原则

重型再障血小板计数多小于 20×10^9/L，因血小板半衰期为 3.7 ～ 4.0 天，输注后血小板上升的数天后又会降至原有水平。

通常要求预防性输注血小板，维持在 $20×10^9/L$ 以上。建议存在血小板消耗危险因素者（感染、出血、使用抗生素或抗人胸腺细胞免疫球蛋白／抗人淋巴细胞免疫球蛋白等）或急性期的重型再障者输注阈值为 $20×10^9/L$，而病情稳定者输注阈值为 $10×10^9/L$ 或 $0.5×10^9/L$，目前关于血小板预防性输注阈值，尚无定论。外周血血小板计数可作为血小板输注指标之一，但更重要的是患者临床症状和血小板下降的速度。反复多次血小板输注可产生同种免疫，导致血小板无效输注及发热反应等。

2. 输血小板指征

（1）血小板计数低于 $20×10^9/L$；病情稳定者可低于 $10×10^9/L$ 或 $0.5×10^9/L$。

（2）活动性出血可能发展为大出血，应输注浓缩血小板。

（3）已发生严重出血，内脏如胃肠道出血、血尿，或伴有头痛、呕吐、颅内压增高的症状，颅内出血时，应即刻输注浓缩血小板。

3. 血液成分的种类、剂量与输注方法

（1）输注浓缩血小板或单采血小板。

（2）拟行异基因造血干细胞移植者最好输注经辐照后的血小板。

4. 输血的评估／无效的原因

（1）评估症状的改善：症状改善、达到止血效果，直至出血停止。

（2）输注无效的处理：患者如反复大出血，反复多次输注血小板效果将逐渐减退，甚至无效。最好能选择 HLA 匹配的浓缩血小板输注。

采用单采血小板能明显延迟血小板无效输注情况发生。

5. 注意

尽量延长输血间隔以减少输注无效的发生。

（四）感染

重型再障中性粒细胞绝对值多小于 $0.5 \times 10^9/L$，故易合并感染。患者应住隔离病房或层流病房，以预防感染。已感染者目前多不主张输注粒细胞，因为反复粒细胞输注可产生同种抗体，致日后常出现输血反应。可合用静脉输注免疫球蛋白，剂量为每千克体重 $0.2 \sim 0.4$ g，每日或隔日一次，至感染控制。也可使用粒细胞集落刺激因子。

四、轻型再障的输血与处理

1. 处理

轻型再障应脱离可能诱发因素，根据患者具体情况选择免疫抑制治疗、促造血治疗等。

2. 输血原则

（1）输血阈值一般在 Hb ＜ 6 g/dl，Hct ＜ 0.20，伴有明显贫血症状，如头晕、心慌、食欲减退等难以耐受时输注。

（2）老年（＞ 65 岁）、代偿反应能力受限（如伴有心肺疾患）、需氧量增加（如感染、发热、疼痛等）、氧供应缺乏加重（如失血、肺炎等），这些情况下，可放宽输注阈值，不必 Hb ＜ 6 g/dl。

（3）输血以能改善患者贫血症状，缓解缺氧状态为宜，无需将血红蛋白水平纠正至正常值。

（4）无出血危险因素和出血表现，一般不输注血小板。

3. 输血指征

（1）Hb ＜ 60 g/L 伴难以耐受的重度贫血症状。

（2）贫血失代偿：意识状态改变、脉搏减弱、充血性心力衰竭、肝大、周围循环灌注不足等。

4. 血液成分的种类、剂量与输注方法

（1）尽量输注红细胞而不是全血，具体量随病情而定，不要输注多于需要的红细胞。

（2）有发生心力衰竭风险者，控制输注速度，2～4 h予以1 U红细胞（最好是浓缩红细胞），可适当予以利尿剂。

5. 注意

（1）应尽量减少输血，延长输血时间间隔，避免发生输血性血色病。血色病处理见"骨髓增生异常综合征与输血"一章。

（2）输注后进行再评估，若重度贫血症状仍存在，再予以红细胞1～2 U。

（3）即使再障患者白细胞和（或）血小板数减少，其贫血都应该输浓缩红细胞，而不是输全血。

（何广胜）

参考文献

［1］高峰，王鸿利，刘国栋，译. 临床用血. 北京：人民卫生出版社，2003.
［2］王鸿利. 血液制品的应用.// 王振义，李家增，阮长耿，等. 血栓与止血基础理论与临床. 3版. 上海：上海科学技术出版社，2004：825-856.
［3］郦筱能，张之南. 全血和血细胞的临床应用.// 邓家栋，杨崇礼，杨天楹，等. 邓家栋临床血液学. 上海：上海科学技术出版社，2001：1626-1641.
［4］何广胜，王雪明. 输血治疗.// 阮长耿，吴德沛，李建勇，等. 现代血液病诊断治疗学. 合肥：安徽科学技术出版社，2007：518-521.
［5］杨崇礼，邵宗鸿. 再生障碍性贫血.// 张之南，沈悌. 血液病诊断及疗效标准. 3版. 北京：科学出版社，2007：19-23.
［6］BCSH Secretary. Guidelines for the clinical use of red cell transfusions. Bri J Haematol，2001，113：23-31.
［7］BCSH Secretary. Guidelines for the clinical use of platelet transfusion. Bri J Haematol，2003，122：10-23.
［8］Killick SB，Chair WG，Bown N，et al. Guidelines for the diagnosis and management of adult aplastic anaemia. Bri J Haematol，2016，172：187-207.

第五章　真性红细胞增多症与输血

一、定义

真性红细胞增多症（polycythemia vera，PV）是一种源于多能造血干细胞的疾病，骨髓红系、髓系及巨核细胞三系增生，临床以红细胞数及容量增高为突出表现，伴有粒细胞和血小板增加。

年龄和血栓史是 PV 患者发生血栓风险的高度相关因素，年龄 > 60 岁或之前有 PV 相关血栓史是高危患者。反之，年龄 < 60 岁或无 PV 相关血栓史是低危发生血栓风险患者。有一些低危患者，在以下情况要转归为高危状态：有心血管危险因素、白细胞增高、血小板极高、Hct 控制不佳需要放血者。

二、诊断标准（见表 5-1）

本章讨论增生期 PV，若符合 PV 后骨髓纤维化，输血参考本书"骨髓纤维化与输血"一章。PV 治疗首先是防治血栓和出血，然后是减少骨髓纤维化和急性白血病转化风险。

三、出血与处理

1. 出血

PV 出血较血栓少见，很少有出血，临床表现相对较轻。在

表 5-1　真性红细胞增多症诊断标准

主要标准

1. Hb > 165 g/L（男性），Hb > 160 g/L（女性）或 Hct > 49%（男性），Hct > 48%（女性）或者血细胞容积在正常预测均值的基础上升高 > 25%
2. 骨髓病理示经年龄校正后的全髓三系高增生，显著的红系、粒系增生和多形性、大小不等的成熟巨核细胞增殖
3. JAK2 V617F 突变或者 JAK2 外显子 12 的突变

次要标准

血清 EPO 水平低于正常参考值

说明：确诊需要满足 3 项主要标准，或者前 2 项主要标准及 1 项次要标准

以下情况主要标准 2（骨髓病理）不必要求：如果主要标准 3 和次要标准同时满足，且 Hb > 185 g/L（男性），Hb > 165 g/L（女性）或 Hct > 55%（男性），Hct > 49.5%（女性）

欧洲低剂量阿司匹林治疗 PV 协作组（ECLAP）研究中，未治疗低危组 PV 患者发生严重和轻度出血的概率为每年每 100 例 0.3 次和 1.5 次。在另一个包含高危组 PV，采用羟基脲和阿司匹林治疗研究中，PV 的严重出血比例为每年每 100 例 0.8 次。出血部位包括皮肤、黏膜和胃肠道。颅内出血发生率很低，一旦发生，则病情严重，甚至致命。

血小板计数在（1000 ～ 1500）×10^9/L 以上时出血症状相对多见，与血小板计数持续增高后 von Wilebrand 因子多聚体的获得性缺陷（AvWS）有关。血小板数值降至正常，则 von Wilebrand 因子多聚体水平随之恢复正常，出血倾向好转。研究表明 PV 患者存在血小板功能缺陷，包括血小板聚集功能异常、血小板膜异常、血小板致密颗粒成分和功能异常，但血小板功能异常与出血风险是否相关尚不明确。同时进行抗血栓和抗凝血治疗能触发严重出血。高龄、创伤及手术可能增加出血风险。

2. 输血原则

（1）有出血史、获得性血管性血友病（AvWD）出血和高风险解剖因素（消化性溃疡、腹腔静脉血栓和门脉高压所致的食管静脉曲张等），避免使用抗血栓和抗凝血治疗。

（2）出血者，先停用抗栓药物。

（3）PV 患者静脉放血可以改善血小板功能，减轻出血症状。

（4）PV 并发出血者，首先加强原发病治疗，控制患者血小板至正常水平。紧急情况下，可进行血小板单采术。

（5）很少采用血小板输注，在认为血小板功能缺陷参与大出血时方可考虑。

3. 血液成分的种类、剂量与输注方法

输注血小板悬液。

4. 注意事项

部分血小板增多患者在血小板输注后止血效果欠佳，可以采用血细胞分离机去除患者机体内增多的功能缺陷血小板，然后输注。

四、PV 放血治疗

PV 由于红细胞容量绝对增高而致血液黏稠度增加，血流缓慢，组织供氧不足。静脉放血可使 Hct 保持在 45% 以下，以减轻症状，防止合并症，简便、风险低。病情稳定的年轻患者可采取适合放血和低剂量抗凝（如阿司匹林 75 ～ 100 mg/d）治疗。

1. 放血指征

（1）PV 的多血症期。

（2）新生儿红细胞增多症及高氧亲和力异常血红蛋白伴红细胞增多症患者症状显著，也可考虑静脉放血。

（3）需要进行外科和妇产科手术前。

2. 禁忌证

相对性红细胞增多症常不需静脉放血。

3. 放血方法

放血 300 ml 可以使血红蛋白下降 10 ~ 20 g/L，红细胞下降（0.5 ~ 0.9）× 10^{12}/L。常用的放血治疗有人工放血和血细胞分离机两种，后者更安全、有效和方便，但较昂贵。

（1）人工每次静脉放血 300 ~ 500 ml，2 ~ 4 日 1 次，至 Hct 在 45% 以下。老年人略少，每次静脉放血 200 ~ 250 ml，每周 1 ~ 2 次。

（2）血细胞分离机可每次单采浓缩红细胞 750 ~ 1500 ml，使血红蛋白下降 30 ~ 90 g/L。

（3）血细胞比容大于 64% 患者的放血间隔可以更短。

（4）红细胞增多症新生儿，如出现发绀、呼吸窘迫、水肿、惊厥等应即刻予以静脉放血。放血量每千克体重 15 ~ 30 ml，然后以新鲜冰冻血浆或白蛋白置换。

4. 注意事项

（1）体重低于 50 kg 者，每次放血量酌情减少。

（2）放血可以改善高黏滞血症，但不能降低白细胞和血小板，应联合采用静脉放血与化疗或干扰素治疗。

（3）不能缓解顽固皮肤瘙痒和痛风发作。

（4）易并发血小板增高、脾大、骨髓纤维化、心血管疾病、血栓形成等。

（5）对于有心、脑血管疾病，血栓形成史者，慎用放血，每周不超过 2 次，每次不超过 250 ml，维持血细胞比容于 42% ~ 45%。

（6）长期多次放血易致缺铁，可以适当补充。

（何广胜）

参考文献

［1］杨天楹．红细胞增多症．// 邓家栋，杨崇礼，杨天楹，等．邓家栋临床血液学．上海：上海科学技术出版社，2001：734-752．

［2］李家增，王鸿利，王兆钺，等．血栓与止血的诊断与治疗．上海：上海科技教育出版社，2003．

［3］何广胜．世界卫生组织 2016 年骨髓增殖性肿瘤及骨髓增生异常综合征 / 骨髓增殖性肿瘤分类更新解读．中国实用内科杂志，2016，36（8）：658-667．

［4］Tefferi A，Vannucchi AM，Barbui T. Polycythemia vera treatment algorithm 2018. Blood Cancer Journal，2018，8：3

第六章 骨髓增生异常综合征与输血

一、定义

骨髓增生异常综合征（myelodysplastic syndromes，MDS）是一组以无效造血和高风险向急性白血病转化为特征的克隆性髓系肿瘤，表现为形态学上的病态造血和外周血血细胞减少。

二、诊断及分型

FAB 分型以形态学为基础，依据血细胞减少系列、病态造血、单核细胞数和原始细胞数对 MDS 做出初步分型（表 6-1），

表 6-1 MDS 的 FAB 分型

FAB 类型	外周血	骨髓
难治性贫血（RA）	原始细胞 < 1%	原始细胞 < 5%
环形铁粒幼细胞性难治性贫血（RAS）	原始细胞 < 1%	原始细胞 < 5%，环形铁粒幼细胞 > 全髓有核细胞 15%
难治性贫血伴原始细胞增多（RAEB）	原始细胞 < 5%	原始细胞 5% ~ 20%
难治性贫血伴原始细胞增多-转变型（RAEB-t）	原始细胞 ≥ 5%	原始细胞 > 20% 而 < 30%；或幼粒细胞出现 Auer 小体
慢性粒-单核细胞白血病（CMML）	原始细胞 < 5%，单核细胞绝对值 > 1×10^9/L	原始细胞 5% ~ 20%

极大地推动了 MDS 的临床和基础研究。世界卫生组织（WHO）随后进行形态学指标细化，确定重现性指标，并结合细胞生物学信息，给出了新的分型方案（表 6-2）。

三、MDS 治疗

基于预后分组［国际预后积分系统修订版（IPSS-R）（表 6-3）和 WHO 分型预后积分系统（WPSS）（表 6-4）］，结合患者年龄和体能状态进行治疗，可分为三大类：支持治疗，低强度治疗和高强度治疗，包括：输血＋除铁、促红细胞生成素（EPO）＋粒细胞集落刺激因子（G-CSF）、抗胸腺细胞免疫球蛋白（ATG）＋环孢素 A（CsA）、来那度胺、表观遗传修饰治疗、化疗、异基因造血干细胞移植等。

（一）贫血

1.输血原则

（1）一般在 Hb ＜ 60 g/L，Hct ＜ 20% 伴有明显贫血症状难以耐受时输注。

（2）老年（＞ 65 岁）、代偿反应能力受限（如伴有心肺疾患）、需氧量增加（如感染、发热、疼痛等）、氧供应缺乏加重（如失血、肺炎等），可放宽输注阈值——Hb 60 g/L 以上。

（3）输血以能改善患者贫血症状、缓解缺氧状态为宜，无需将血红蛋白纠正至正常值。

2.输血指征

（1）Hb ＜ 60 g/L，伴难以耐受的重度贫血症状。

（2）贫血失代偿：意识状态改变、脉搏减弱、充血性心力衰竭、肝大、周围循环灌注不足等。

3.血液成分的种类、剂量与输注方法

（1）尽量输注红细胞而不是全血，具体量随病情而定，不

表6-2 MDS的2016WHO分型

WHO类型	病态造血累及系列	血细胞减少 a	骨髓环形铁粒幼细胞占比 b	骨髓（BM）及外周血（PB）原始细胞比例	细胞遗传学
MDS伴单系发育异常（MDS-SLD）	1	1或2	<15%/<5% b	BM<5%，PB<1%，无Auer小体	任何，除外满足MDS伴有单纯5q-标准
MDS伴多系发育异常（MDS-MLD）	2或3	1~3	<15%/<5% b	BM<5%，PB<1%，无Auer小体	任何，除外满足MDS伴有单纯5q-标准
MDS伴环形铁粒幼红细胞（MDS-RS）					
MDS环形铁粒幼红细胞伴单系发育异常（MDS-RS-SLD）	1	1或2	≥15%/≥5% b	BM<5%，PB<1%，无Auer小体	任何，除外满足MDS伴有单纯5q-标准
MDS环形铁粒幼红细胞伴多系发育异常（MDS-RS-MLD）	2或3	1~3	≥15%/≥5% b	BM<5%，PB<1%，无Auer小体	任何，除外满足MDS伴有单纯5q-标准
MDS伴有单纯5q-	1~3	1~2	无或任何比例	BM<5%，PB<1%，无Auer小体	单纯del（5q）或伴另一细胞遗传学异常非-7或del（7q）
MDS伴原始细胞增多（MDS-EB）					

（续表）

WHO 类型	病态造血累及系列	血细胞减少 [a]	骨髓环形铁粒幼细胞占比例	骨髓（BM）及外周血（PB）原始细胞比例	细胞遗传学
MDS 伴原始细胞增多-1（MDS-EB-1）	0～3	1～3	无或任何比例	BM 5%～9% 或 PB 2%～4%，无 Auer 小体	任何
MDS 伴原始细胞增多-2（MDS-EB-2）	0～3	1～3	无或任何比例	BM 10%～19% 或 PB 5%～19%，无 Auer 小体	任何
MDS, 不能分类型（MDS-U）					
伴 1% 血血原始细胞	1～3	1～3	无或任何比例	BM < 5%，PB = 1%[c]，无 Auer 小体	任何
伴单系发育异常和全血细胞减少	1	3	无或任何比例	BM < 5%，PB < 1%，无 Auer 小体	任何
基于限定的细胞遗传学异常	0	1～3	< 15%[d]	BM < 5%，PB < 1%，无 Auer 小体	MDS 限定的异常
儿童难治性血细胞减少症（RCC）	1～3	1～3	无	BM < 5%，PB < 2%	任何

注：[a] 血细胞减少定义为：血红蛋白浓度 < 100 g/L；血小板计数 < 100×10^9/L；中性粒细胞绝对值 < 1.8×10^9/L。但有时 MDS 可能表现为高于这些界值的贫血和血小板减少。外周血单核细胞必须 < 1×10^9/L。[b] 存在 SF3B1 突变。[c] 外周血 1% 的原始细胞必须间隔同时两次发现。[d] ≥ 15% 环形铁粒幼细胞并确定明显红系病态发育，则被归类为 MDS-RS-SLD

表 6-3　国际预后积分系统修订版（IPSS-R）

预后变量	积分						
	0	0.5	1.0	1.5	2	3	4
染色体核型	极好	—	好	—	中等	差	极差
骨髓原始细胞	≤ 2%	—	2%～5%	—	> 5%～10%	> 10%	—
血红蛋白（g/dl）	≥ 10	—	8～< 10	< 8	—	—	—
血小板（×10⁹/L）	≥ 100	50～< 100	< 50	—	—	—	—
中性粒细胞（×10⁹/L）	≥ 0.8	< 0.8					0.5

IPSS-R 预后：极低危组：≤ 1.5；低危组：> 1.5～3；中危组：> 3～4.5；高危组：4.5～6；极高危组：> 6

表 6-4　WHO 分型预后积分系统（WPSS）

预后变量	标准	积分
WHO 分型	RCUD、RAS、5q-	0
	RCMD	1.0
	RAEB-1	2.0
	RAEB-2	3.0
染色体核型	好［正常，-Y，del（5q），del（20q）］	0
	中度（其余异常）	1.0
	差［复杂（≥ 3 个异常）或 7 号染色体异常］	2.0
贫血	无	0
（男性< 9 g/dl，女性< 8 g/dl）	有	1.0

WPSS 预后：极低危组（0 分）、低危组（1 分）、中危组（2 分）、高危组（3～4 分）、极高危组（5～6 分）

RCUD，难治性血小板减少伴单系发育异常；RCMD，难治性血小板减少伴多系发育异常要输注多于需要的红细胞。

（2）有发生心力衰竭风险者，控制输注速度，2～4 h予以1 U红细胞（最好是浓缩红细胞），可适当予以利尿剂。

（3）拟行异基因造血干细胞移植者最好输注经辐照后的红细胞。

4. 注意

（1）输血常受存在的其他疾病影响，需要较高 Hb 水平以缓解乏力、心绞痛等；脾大、血小板减少及血小板功能不良、血管发育异常致出血亦会增加输注要求。

（2）一般来说，每2周输注2 U浓缩红细胞可以满足需要。输注后进行再评估，若重度贫血症状仍存在，再予以红细胞1～2 U。

（3）即使 MDS 患者白细胞和（或）血小板数减少，其贫血都应该输浓缩红细胞，而不是输全血。

（4）应尽量减少输血，延长输血时间间隔，避免发生输血性血色病。但延迟输注会导致许多患者虽然保持血红蛋白水平于70～90 g/L，但仍感乏力等。

（5）多次输血会导致同种免疫、铁超负荷、经血传播感染等。

5. 铁超负荷

每单位血中含铁200～250 mg，长期输血者平均每天多出铁0.4～0.5 mg/（kg·d），大概在10～20次输注后患者出现铁超负荷，一般1年后或输注红细胞50次后需要开始除铁治疗。长期输血导致的铁超负荷，出现实质组织，如肝、心脏纤维化和功能损害，则为血色病，若仅组织含铁血黄素沉着，为含铁血黄素沉着症。发生输血后血色病通常输血量在10 000 ml以上，累及的组织有肝、心脏、皮肤、胰腺及其他内分泌腺，导致肝硬化、肝纤维化、肝癌，心力衰竭，糖尿病，不育及生长抑制。

（1）评价

1）血清铁蛋白测定容易进行，能间接反映机体铁负荷，血清铁蛋白水平＞2500 μg/L 与心力衰竭显著相关，在骨髓增生异常综合征的患者铁蛋白达到 1000 μg/L 者总生存率下降，必须进行除铁治疗，一般治疗目标也是将铁蛋白降至 1000 μg/L 以下。但血清铁蛋白水平波动较大，易受感染、炎症、肿瘤、肝病及酗酒等影响。

2）肝活检是诊断血色病"金标准"，能直接测定肝脏铁含量，特异度、敏感度高，但肝活检有创伤性，MDS 患者血细胞减少，活检有较大风险。

3）超导量子干涉仪（superconducting quantum interference device，SQUID）和磁共振成像（MRI），铁蛋白和含铁血黄素为肝组织内的常磁性物质，可以通过 SQUID 测定出。MRI 则能通过 T1、T2 信号改变情况，评价心脏和肝的铁含量。

（2）治疗

建议除铁的 MDS 患者如下：

1）预后良好的输血依赖性 MDS，IPSS-R 预后中的较低危组，并且：

①血清铁蛋白超过 1000 ng/ml；

②拟行异基因造血干细胞移植（allo-HSCT）者；

③或生存预期超过 1 年者。

2）预后不良的输血依赖的高危组 MDS（IPSS-R 预后中的较高危组）：

①血清铁蛋白超过 1000 ng/ml，且拟行 allo-HSCT 者；

②血清铁蛋白超过 1000 ng/ml，且生存预期超过 1 年者。

3）输血依赖患者去铁开始于：有铁致器官损伤证据或血清铁蛋白超过 1000 ng/ml，空腹转铁蛋白超过 0.5 g/L，不计输注的红细胞量。

（3）去铁药物

1）去铁胺（deferoxamine），剂量20 ～ 60 mg/（kg·d），由静脉输注，通过尿、便排泄铁，能有效将铁贮存量降至正常或接近正常水平，去铁胺是目前唯一有证据证明能逆转铁超负荷所致心力衰竭的药物。每3个月测定铁蛋白水平，每年评价肝铁含量。去铁胺有眼、耳及骨毒性，应每年进行眼科检查和听力测试。10岁后每年评估心肌铁含量。

2）去铁酮（deferiprone），剂量50 ～ 100 mg/（kg·d），口服，通过尿排泄铁，去铁酮去心肌铁作用更强，而去铁胺去肝脏铁更优，故可以联合使用去铁胺和去铁酮。去铁酮有致粒细胞缺乏症风险，建议每周检测血常规，进行白细胞分类计数。去铁酮还可能引起胃肠道反应、关节症状和短暂的谷丙转氨酶（ALT）升高。用药后最初3 ～ 6个月，每月测定ALT，之后每6个月测定一次。每3个月测定铁蛋白水平，每年评价肝脏铁含量。10岁后每年评估心肌铁含量。

去铁酮在75 mg/（kg·d）的剂量以下，所有患者达不到负铁平衡。

3）地拉罗司（deferasirox），剂量每天20 ～ 30 mg/kg，半衰期为8 ～ 16 h，口服，通过粪便排泄铁。由于半衰期长，每日服用1次即可，用于2岁以上的输血后铁超负荷患者。部分患者使用地拉罗司后发生急性肾衰竭，亦有报道发生粒细胞缺乏症和血小板减少症致死。这些事件与地拉罗司治疗的关系尚待确定。对于并发症危险增加的患者（有肾功能障碍、老年、有共存病者或正在使用影响肾功能药物者）应定期监测肌酐水平和血细胞计数。

（二）血小板减少

MDS常有血小板减少，而且血小板功能异常很常见，表现为出血时间延长、血小板聚集异常及与血小板数量无关的出血等，这增加了 MDS 的出血风险，血小板减少所致出血是 MDS 的主要死亡原因之一。

1. 输血原则

建议存在血小板消耗危险因素者（感染、出血、使用抗生素或抗人胸腺细胞免疫球蛋白等）输注阈值为 20×10^9/L，而病情稳定者预防输注阈值为 10×10^9/L，甚至 5×10^9/L。

2. 输血指征

（1）血小板数低于 10×10^9/L；甚至 5×10^9/L。

（2）活动性出血可能发展为大出血，应输注浓缩血小板。

（3）已发生严重出血，内脏出血如胃肠道出血、血尿，或伴有头痛、呕吐、颅内压增高的症状，颅内出血时，应即刻输注浓缩血小板。达到止血效果，直至出血停止。

3. 血液成分的种类、剂量与输注方法

（1）输注浓缩血小板或单采血小板。

（2）拟行异基因造血干细胞移植者最好输注经辐照后的血小板。

4. 注意

（1）各类 MDS 的血小板降到何种水平将引起出血，尚无标准。

（2）尚无确切证据表明促血小板生成细胞因子（如 IL-11）能改善 MDS 血小板计数。

（3）反复多次输注血小板效果将逐渐减退，甚至无效。最好能选择 HLA 匹配的浓缩血小板输注。

（4）采用单采血小板能明显延迟血小板无效输注情况发生。

（何广胜）

参考文献

［1］Young NS，Sloand EM，Barret J. Myelodysplastic syndrome. // Young NS，Gerson SL，High KA. Clinical Hematolgy. Philadephia：MOSBY Elsevier Press，2006：203-217.

［2］BCSH Secretary. Guidelines for the clinical use of platelet transfusion. Bri J Haematol，2003，122：10-23.

［3］何广胜，吴德沛，阮长耿．骨髓增生异常综合征的输血与铁超负荷．国家输血及血液学杂志，2009，32：23-25.

［4］Ming H，Guangsheng H. The 2016 revision to the World Health Organization classification of myelodysplastic syndromes. J Trans Inter Med，2017，5：139-143.

第七章 急性白血病与输血

一、定义

急性白血病（acute leukemia，AL）是造血干细胞的克隆性恶性疾病，是因干/祖细胞于分化过程中的较早阶段发生分化阻滞、凋亡障碍和恶性增殖而引起的造血系统肿瘤。按照白血病细胞的系列分为急性髓细胞性白血病（acute myelogenous leukemia，AML，又称为急性髓系或非淋巴细胞白血病）和急性淋巴细胞白血病（acute lymphocytic leukemia，ALL）。骨髓中白血病细胞的浸润导致正常血细胞的生成障碍，几乎都同时伴有贫血和血小板减少。

急性早幼粒细胞白血病（APL）是一种特殊类型的急性髓系白血病（AML），具有染色体 t（15；17），出血是导致早期死亡最常见的原因，及时有效的支持治疗对于减少出血等严重并发症、降低早期死亡率至关重要。

二、输血与处理

1. 处理

AL 的治疗是在支持治疗的基础上进行化学治疗。支持治疗的核心是输血与防治感染。

2. 输血原则

AL 发病时可有不同程度的出血，引起出血的原因有血小板数量的减少、血小板功能异常、血浆凝血因子减少和肿瘤细胞对毛细血管壁的浸润等。

在化疗过程中，可因药物造成骨髓抑制，从而出现贫血和血小板减少。

对出血患者，应注意关注出血、血小板计数以及凝血象改变，及时补充血小板和凝血因子，以利于止血。

出血的评估参照本章后附件：WHO 出血等级的划分。

对于 DIC 的评估参见第十三章表 13-1。

对于贫血严重患者，应补充红细胞，改善机体缺氧状态，提高对化疗耐受性。

对于 APL 患者，在治疗原发病的基础上，尽早开始支持治疗，输注单采血小板以维持 PLT ≥（30 ～ 50）×10^9/L；输注冷沉淀、纤维蛋白原、凝血酶原复合物和新鲜冰冻血浆维持纤维蛋白原浓度＞ 1.5 g/L 及凝血酶原时间（PT）和活化部分凝血活酶时间（APTT）值接近正常。每日监测 DIC 相关指标直至凝血功能正常。降低致命性出血事件的发生与发展。

3. 输血指征

（1）出血及凝血功能异常：AL 引起出血的原因有血小板数量的减少、血小板功能异常、血浆凝血因子减少和肿瘤细胞对毛细血管壁的浸润等。化疗对小血管、微血管壁产生的破坏也不可忽视。因此在 AL 未缓解以及复发时，一旦发生活动性出血，如果血小板低于 50×10^9/L，就应立即输注血小板以利于止血。除补充血小板外，还应根据凝血功能的检查补充相应缺乏的凝血因子及新鲜冰冻血浆（FFP）。对于化疗时使用门冬酰胺酶的患者，容易出现低纤维蛋白血症，应注意补充。

对于 APL，起病及诱导治疗过程中容易发生出血和栓塞而引起死亡。通常会表现为 DIC，即使血小板高于（25 ～ 30）×10^9/L，仍然可以发生致命的颅内出血。因此，在 APL 患者未缓解／诱导化疗时或其他 AL 伴有 DIC 时，如有出血，应尽量维持血小板

在 50×10^9/L 以上。在治疗早期应用全反式维甲酸（ATRA）可使致命的出血减少 5% ~ 10%。

经过化疗，AL 达到缓解后，骨髓造血功能恢复，多数患者不需输注血小板。

（2）预防性血小板输注：有相关数据表明预防性血小板输注显著减少≥2 级出血，特别是对于化疗造成的血小板增生低下患者。在实际临床工作中，大于 2/3 或 80% 的血小板用量是用于预防性输注。

1）血小板低于 10×10^9/L，即使没有出血，都应该预防性输注血小板。

预防性血小板输注阈值的指南建议：在白血病和造血干细胞移植中，英国标准委员会血液学指南（BCSH）建议，如血小板低于 10×10^9/L 时可预防性输注血小板。日本及美国血库协会（AABB）建议的预防性输注血小板的标准也是 10×10^9/L。

2）血小板（10 ~ 20）$\times10^9$/L 时，如果患者存在下列情况：老年、感染或发热、有基础疾病、肿瘤未缓解、血小板功能不正常、凝血因子有质或量的缺陷，则发生致命性出血（颅内出血）的风险还是比较高的。因此 AL 疾病早期及未缓解 / 复发状态是预防性血小板输注的指征，尤其在急性早幼粒细胞白血病合并 DIC 时。

3）AL 放化疗期间，如伴有消化道黏膜损伤、血管内皮损伤和肝功能受损时，也可预防性输注血小板。

4）侵入性操作的预防性血小板输注阈值：非隧道式中心静脉置管（CVC）操作出血风险小、程度轻，预防性输注阈值可适当降低到（20 ~ 50）$\times10^9$/L。腰椎穿刺操作出血并发症很少，但中枢神经系统任何出血都可能引起严重的神经症状，仅仅进行诊断或治疗性腰椎穿刺，预防性血小板输注的阈值建议为 50×10^9/L 比较合适。对于其他操作，如硬膜外麻醉，推荐更高的血小板计数。

（3）贫血：AL 发病开始即有不同程度的贫血。一般血红蛋白（Hb）下降到 110 g/L 以下，近 1/3 患者血红蛋白低于 80 g/L，多为正细胞正色素性贫血。贫血的原因是多方面的，正常红细胞的增殖受抑制是主要原因，无效造血、红细胞寿命缩短以及不同程度的多部位出血，也是导致贫血的原因。

当血红蛋白浓度大于 100 g/L 时，一般不需输注红细胞。

当血红蛋白浓度低于 70 g/L 时，提示需要输注红细胞。通常血红蛋白维持在 80 g/L 以上，可改善机体缺氧状态，提高对化疗耐受性。

对于血红蛋白在 70 ～ 100 g/L 的 AL 患者，如果贫血症状明显、合并冠状动脉硬化并发生心绞痛、合并心功能不全，尤其是体弱老年（＞ 65 岁）者，可根据临床情况输血来纠正贫血及改善脏器缺氧的症状。

对于有活动性出血的患者，应根据红细胞持续丢失的速率来输注红细胞。如果患者病情稳定，那么成人应输 2 单位红细胞后重新估计患者的临床状态和血红蛋白浓度。

4. 禁忌证

血栓性血小板减少性紫癜（TTP）。

5. 血液成分的种类、剂量与输注方法

（1）血小板：包括手工分离和机器单采的浓缩血小板悬液。由于需要多次输血，原则上选择与患者 ABO 血型相同的机器单采的浓缩血小板。

剂量：大多数成年患者，通常都给予 1 个单位的浓缩血小板或等同剂量的血小板。输注更大量的血小板并不能带来更多获益。年龄较小的儿童（＜ 20 kg），给予 10 ～ 15 ml/kg 直至 1 个成人剂量的浓缩血小板；年龄较大的儿童，应当使用 1 个成人剂量的浓缩血小板。如果需要，可以更详细地计算血小板剂量

（×10^9/L），即通过需要的血小板计数增加量（PI），患者的血液容量（BV，单位为 L，估计方法为：患者体表面积 ×2.5，或成人按 70 ml/kg 计算），校正因子（F）0.67（约 33% 的血小板进入脾）计算。

计算公式为：剂量＝PI×BV×F^{-1}。

当血小板用于治疗活动性出血，可能需要更大剂量。预防性输注血小板时，推荐使用 1 单位的成人治疗剂量。血小板输注的剂量和频率取决于个体情况，临床医师应根据患者的情况决定输注的剂量和频率。

输注血小板前，患者术前常规用药中不应当包括氢化可的松及氯苯那敏。

输血时的监护：应当告知患者输血可能的并发症和报告任何不良反应的重要性。输血时评估患者情况的最好方法是对患者进行观察。建议在输注浓缩血小板前后，测量患者的脉搏、体温和血压。每次输注开始后 15 min，测量患者的脉搏和体温。

输注方法：建议血小板输注的时间应当在 30 min 以上。在儿科输血中，相当于输血速度为 20 ～ 30 ml/（kg·h）。

（2）红细胞：可用的包括红细胞悬液、浓缩红细胞、少白细胞红细胞、洗涤红细胞、冰冻红细胞。少白细胞红细胞适用于由于输血产生白细胞抗体的患者，以及近期要进行造血干细胞移植的患者。另外用射线照射血制品以及在输血时使用滤器也可减少输入体内的白细胞数目。洗涤红细胞可用于对血浆有超敏反应的患者，可避免溶血过程的加重。冰冻红细胞主要用于少见血型患者。

剂量：根据贫血的程度和出血的速度来决定红细胞的剂量，通常给予 1 ～ 2 单位红细胞输注。

红细胞的输注可导致血管内血容量的快速扩张。心肺功能储备有限的患者不能耐受，特别是老人和婴儿。通常成人的输液速度为 2 ～ 4 ml/（kg·h），对有心脏超负荷危险的患者可降至 1 ml/（kg·h）。

（3）新鲜冰冻血浆（FFP）、凝血酶原复合物、纤维蛋白原等：每包装的 FFP 量为 200 ～ 250 ml，理论上讲，每毫升 FFP 含有 1 单位的各种凝血因子和 1 ～ 2 mg 的纤维蛋白原。输注 FFP 必须 ABO 相合。需要输注的剂量可从血浆容量和想要增大的因子活性来估计。典型的起始剂量是 8 ～ 10 ml/kg，或估计 2 ～ 4 包装的 FFP。输注后患者必须接受临床出血和输注后凝血检查而进行再评价。

血浆的输注速度同红细胞。

6. 输血的评估

输血后，应对患者的临床情况进行再次评估，包括患者的血红蛋白水平、血细胞比容的变化、血小板水平、凝血功能的检查、是否有不稳定出血情况、各种临床贫血 / 出血症状以及组织缺氧的症状与体征有无改善。

（1）红细胞：每输注 1 单位的压积红细胞（相当于 200 ml 全血的红细胞）可升高血红蛋白 1 g/dl 或血细胞比容 3%。

患者进行红细胞输注治疗后，如临床症状改善不明显，血红蛋白水平和血细胞比容没有提升或提升不明显，应考虑是否患者同时存在活动性出血或基础疾病未得到有效控制的可能，及时给予相应检查并进行处理。

（2）血小板：如果因为患者正在出血而输血小板，衡量输血有效性的最重要指标是临床效果。

如果不出现血小板输注无效，1 单位的浓缩血小板将使体内血小板水平增加 20×10^9/L。

血小板输注无效的特征是多次输注血小板均未取得满意效果。只有在 2 次及 2 次以上输血小板效果都不好时，才能诊断为血小板输注无效。

血小板输注无效的原因可以分为免疫和非免疫两类。

1）免疫原因是人类白细胞抗原（HLA）同种免疫反应，这在有妊娠史的女性中常见。其他免疫原因包括人类血小板抗原（HPA）同种免疫反应，ABO血型不合，血小板自身抗体和药物相关的血小板抗体。同种免疫血小板输注无效主要由HLA抗体引起，不过，因为血液成分去除白细胞以及采用更积极的疗法治疗AL，其发生率已经下降。

2）非免疫性的临床因素：是目前血小板输注无效的主要原因，感染、使用某些抗生素和抗真菌药物治疗、DIC和脾大，均可引起血小板寿命缩短。其他可能的原因有：输入剂量不足、白血病未缓解或复发。

7. 输注无效的处理

如果严重贫血症状持续，可考虑再予相同剂量的浓缩红细胞进行输注。输血间隔时间应由接诊医师根据病情决定。

如果发生血小板输注无效，应当对临床因素做评估，这些因素可能与非免疫性血小板损耗有关。如果没有发现明显的临床原因，就要怀疑可能是免疫机制起作用，并做HLA抗体分析。

如果检测到HLA抗体，应当输注HLA相合的血小板。如果不能做血清学检测或筛选，特别当输注无效与出血有关时，也应当输注HLA相合的血小板。有些患者发生HLA/HPA同种免疫反应，又找不到合适供血者，对他们的处理是很困难的。输注不相合的血小板不会增加血小板计数，应当停止预防性血小板输注。如果发生出血，输注随机献血者或最匹配献血者的血小板（尽管不完全相合）可能会缓解出血严重程度。用于处理严重同种免疫输注无效的其他措施，如大剂量静脉输注免疫球蛋白、脾切除手术及血浆置换，效果并不好。

如果全面血清学检查没有发现HLA抗体，则不需输HLA相合的血小板。这时应当考虑是否存在非免疫性临床因素。非免疫性血小板损耗的处理同样有很多问题，通常的办法是继续每日输血小板作为预防性支持，但疗效不确定；效果不佳时或是应当停止输血小板，或是增加血小板剂量。

8. 注意事项

随着 AL 化疗后的缓解，骨髓功能逐渐恢复，多数患者不再需要输血。

AL 的患者在未缓解和化疗期间需要反复输血治疗，因此尽量输注少白细胞的红细胞和血小板以减少同种免疫。应避免输注亲属的血液制品以预防移植物抗宿主病的风险。近期行造血干细胞移植（HSCT）者，应输注经照射的血液制品。

化疗后的血小板减少症，使用细胞生长因子是可行的。

血小板的输注指征不能完全依赖血小板的计数，而应根据临床评估。

复发与难治性 AL 的输血治疗以及老年 AL 的输血治疗：这些患者往往对化疗不敏感或不能耐受，贫血和血小板减少很难纠正，很多患者还同时存在脾功能亢进，对输血的反应也不好。对这类患者，输血并不能改变其最终结局，输血的目的只是改善症状和提高生活质量。

（刘开彦　石红霞）

参考文献

［1］陈敏章.中华内科学.北京：人民卫生出版社，2001.

［2］邓家栋，杨崇礼，杨天楹，等.邓家栋临床血液学.上海：上海科学技术出版社，2001.

［3］王振义，李家增，阮长耿，等.血栓与止血基础理论和临床.上海：上海科学技术出版社，2004.

［4］高峰主译.临床用血.北京：人民卫生出版社，2003.

［5］陈竺，陈赛娟．威廉姆斯血液学．9 版．北京：人民卫生出版社，2018.

［6］中国抗癌协会血液肿瘤专业委员会，中华医学会血液学分会白血病淋巴瘤学组．中国成人急性淋巴细胞白血病诊断与治疗指南（2016 年版）．中华血液学杂志，2016，37（10）：837-845.

［7］中华医学会血液学分会白血病淋巴瘤学组．成人急性髓系白血病（非急性早幼粒细胞白血病）中国诊疗指南（2017 年版）．中华血液学杂志，2017，38（3）：177-182.

［8］中华医学会血液学分会，中国医师协会血液科医师分会．中国急性早幼粒细胞白血病诊疗指南（2018 年版）．中华血液学杂志，2018，39（3）：179-183.

［9］Tobian AA，Heddle NM，Wiegmann TL，et al. Red blood cell transfusion：2016 clinical practice guidelines from AABB. Transfusion，2016，56：2627-2630.

［10］Kaufman RM，Djulbegovic B，Gersheimer T，et al. Platelet transfusion：a clinical practice guideline from the AABB［J］. Ann Intern Med，2015，162：205-213.

［11］Robinson S，Harris A，Atkinson S，et al. The administration of blood components：a British Society for Haematology Guideline.Transfus Med，2018，28：3-21.

［12］中国医师协会输血科医师分会，中华医学会临床输血学分会．血小板抗体检测专家共识．临床输血与检验，2020，22（1）：1-5.

［13］Estcourt LJ，Birchall J，Allard S，et al. Guidelines for the use of platelet transfusions. BCSH. Br J Haematol，2017，176（3）：365-394.

［14］中华医学会血液学分会血栓与止血学组．弥散性血管内凝血诊断中国专家共识（2017 年版）．中华血液学杂志，2017，38（5）：361-363.

［15］李军民．我如何治疗 PML-RAR α（＋）急性早幼粒细胞白血病．中华血液学杂志，2018，39（1）：5-8.

［16］中国临床肿瘤学会抗淋巴瘤联盟，中国抗癌协会癌症康复与姑息治疗专业委员会，中华医学会血液学分会．重组人白介素 -11 治疗血小板减少症临床应用中国专家共识（2018 年版）．临床肿瘤学杂志，2018，23（3）：260-266.

附件：WHO 出血等级的划分

1 级：24 h 口咽出血≤ 30 min 或鼻出血≤ 30 min、口腔黏膜或皮肤出血点、皮肤紫癜直径≤ 2 ～ 3 cm、软组织或肌肉自发性出血、便潜血试验阳性、镜下血尿或血红蛋白尿、异常阴道点状出血。

2 级出血：24 h 鼻出血＞ 30 min、皮肤紫癜直径＞ 2 ～ 3 cm、关节出血、黑便、呕血、肉眼血尿、多于点状异常阴道流血、咯血、肉眼可见体腔液出血、没有视力损害的视网膜出血、侵入部位出血。

3 级出血：需要输注血液成分的出血、引起中等程度血流动力学不稳定的出血。

4 级出血：引起严重程度血流动力学不稳定的出血、致命出血、影像学观察到出血，伴或不伴功能异常。

第八章　慢性淋巴细胞白血病与输血

一、定义

慢性淋巴细胞白血病（chronic lymphocytic leukemia，CLL）起源于较成熟 B 淋巴细胞，B 系淋巴细胞抵抗凋亡，在淋巴组织、骨髓和外周血中克隆性蓄积，终致正常造血衰竭。WHO 已将 CLL 划归淋巴细胞增殖性疾病的成熟 B 细胞肿瘤中，并认为 CLL 与小细胞淋巴瘤属同一疾病在不同时期的表现。

CLL 起病隐匿，进展缓慢，患者常表现为淋巴结肿大，或伴有脾、肝肿大，少数出现全身症状（也叫 B 症状，包括发热、体重下降或盗汗）。25% 的患者无自觉症状，多因查体发现血常规异常而确诊。早期患者多数不需治疗，定期观察血常规，多数患者不需输血。随着病情的进展，出现进行性骨髓衰竭，血红蛋白和（或）血小板持续下降，则需要支持治疗。

CLL 患者较正常人更易发生其他类型的自身免疫性疾病，体内存在的自身抗体能够直接对抗造血细胞的表面抗原，如红细胞或血小板的自身抗体，造成自身免疫性溶血性贫血或免疫性血小板减少。

二、输血与处理

1. 处理

CLL 是相对惰性的血液肿瘤，并非一经诊断立即治疗。对于临床分期为 Binet A 期和 Rai 0 ～ Ⅰ 期或 Ⅱ 期的患者宜采取 "观察＋等待" 的策略，暂不化疗。因这些患者疾病进展缓慢，生存期多在 10 年以上，尚无临床试验证实早期化疗能够进一步改善生存，但要进行每 3 ～ 6 个月 1 次的疾病监测，包括体格检查、血常规及白细胞分类、血液生化、血清免疫球蛋白、腹部 B 超、胸部 X 线（初诊时有异常者）等。

对于免疫性血细胞减少，激素是一线治疗。激素无效的患者可选择行注射用免疫球蛋白（IVIg）、环磷酰胺（CTX）、环孢素 A 及脾切除等二线治疗。对于氟达拉滨相关的自身免疫性溶血，应停止使用并避免再次使用。可使用重组促红细胞生成素改善贫血。

对于分期为 Binet B、C 期和 Rai Ⅲ ～ Ⅳ 期的 CLL 患者，疾病进展迅速，建议立即化疗以延长生存。

治疗指征见本章附件。

2. 输血原则

CLL 起病隐匿，进展缓慢，随着病情的进展，出现进行性骨髓衰竭，血红蛋白和（或）血小板持续下降，则需要支持治疗，控制出血及缓解贫血症状，参照急性白血病治疗原则。

CLL 患者的贫血要特别注意与疾病进展相区别，贫血的原因有自身免疫性溶血性贫血、纯红细胞再障、患者高龄、铁缺乏、胃肠道失血、营养不良以及肿瘤未缓解导致慢性病贫血等。根据病因而采用不同的治疗措施。

自身免疫性溶血性贫血（AIHA）的发病率约 10%，某些药物（如氟达拉滨）可能使溶血恶化，原则上不输注红细胞。

发生纯红细胞再障的 CLL 患者可能继发于致病的自身抗体，治疗上可以选择环磷酰胺与泼尼松联合治疗，也可以应用利妥昔单抗治疗。

血小板减少的原因包括疾病进展、特发性血小板减少性紫癜

（ITP）、AIHA伴特发性血小板减少（Evans综合征）。Evans综合征的发病率约5%，部分患者特发性血小板减少性紫癜与CLL疾病诱导的骨髓衰竭并存，难以区分。存在ITP或Evans综合征者，一般禁忌输血小板。

低丙种球蛋白血症：患者通常发生日益恶化的低丙种球蛋白血症，往往对微生物的抗体反应受损，致使其对反复感染高度易感。定期输注丙种球蛋白可以减少细菌感染的风险。

3. 输血指征

在CLL骨髓衰竭期以及化疗期间，输血指征参照急性白血病。

由于很难交叉配血，CLL伴AIHA的患者红细胞输注很困难。输注指征包括心绞痛症状、充血性心力衰竭、意识状态改变、端坐呼吸和缺氧。在这种情况下，患者应缓慢输注配型最适合的血液。可能出现急性输血反应。

ITP和Evans综合征患者由于体内有血小板相关抗体，输入的血小板会被破坏而造成输注无效，通常禁忌输血小板。但在有明显临床出血时，特别是颅内出血时，可输注血小板悬液来迅速纠正血小板减少，以利于快速止血。

4. 禁忌证（相对）

CLL伴AIHA、ITP和Evans综合征。

5. 血液制品的种类、方法

AIHA应尽量避免输血，如果贫血症状很严重，并有血流动力学改变者或心力衰竭者才需要输血，并提倡输注洗涤红细胞。

血小板无特殊。

丙种球蛋白（0.4 g/kg，每3周1次，静脉注射）可明显减少低丙种球蛋白血症患者的细菌感染。

6. 输血评估

红细胞输注无效时需考虑溶血、铁缺乏、胃肠道失血和营养不良等。某些药物（如氟达拉滨）可能使溶血恶化。AIHA时

Coombs 试验阳性。

血小板输注无效时，也要特别注意与疾病进展相区别，是否存在 ITP、Evans 综合征。

7.输注无效的处理

根据输注无效的病因而采用不同的治疗措施。慢性贫血的替代疗法可使用重组促红细胞生成素。

（1）贫血：CLL 伴 AIHA 的发病率约 10%，抗人球蛋白试验阳性，分为温抗体型（典型者为 IgG 型）和冷抗体型（典型者为 IgM 型），前者对糖皮质激素、环孢素 A、抗 CD20 单抗或脾切除有效，后者中少数对上述治疗无效，需采用化疗。但要注意某些药物（如氟达拉滨）可能使溶血恶化。

CLL 伴纯红细胞再障的发病率约 1%，由 T 细胞或抗体介导引发，环孢素 A 是首选治疗。对于贫血严重患者，应补充红细胞，提高患者 Hb 水平，维持 Hb 在 80 g/L 以上，改善机体缺氧状态。

如果有铁缺乏和营养不良，应补充相应的药物，一般不需输血。

（2）血小板减少：Evans 综合征的发病率约 5%，部分患者 ITP 与 CLL 疾病诱导的骨髓衰竭并存，难以区分。一线治疗首选糖皮质激素，也可用其他免疫抑制剂、抗 CD20 单抗和（或）脾切除，无效者可尝试化疗。

8.注意事项

由于 CLL 患者的自身抗体为"全凝集素"，可与所有正常供者细胞反应，因此不可能常规交叉配血。一般先用清除抗体的患者红细胞将患者血清中全凝集素吸附，之后的血清用于检测对抗供体细胞的异体抗体。ABO 配血后，输血时应缓慢输注，密切观察即刻型溶血反应，每次输血量不宜太大，输血速度要慢。严重溶血一般治疗无效时可选择血浆交换疗法。

（刘开彦 石红霞）

参考文献

［1］张之南，沈悌.血液病诊断及疗效标准.北京：科学出版社，2007，260-263.

［2］周小鸽，陈辉树.造血与淋巴组织肿瘤病理学和遗传学.北京：人民卫生出版社，2006.

［3］陈敏章.中华内科学.北京：人民卫生出版社，2001.

［4］汪钟，郑植荃.现代血栓病学.北京：北京医科大学中国协和医科大学联合出版社，1997.

［5］邓家栋，杨崇礼，杨天楹，等.邓家栋临床血液学.上海：上海科学技术出版社，2001.

［6］高峰主译.临床用血.北京：人民卫生出版社，2003.

［7］中华医学会血液学分会白血病淋巴瘤学组，中国抗癌协会血液肿瘤专业委员会中国慢性淋巴细胞白血病工作组.中国慢性淋巴细胞白血病／小淋巴细胞淋巴瘤的诊断与治疗指南（2018年版）.中华血液学杂志，2018，39（5）：353-358.

［8］上海市医学会输血专科分会，上海市输血质量控制中心.自身免疫性溶血性贫血患者输血前试验及临床输血专家共识.中国输血杂志，2017，30（7）：663-665.

［9］中华医学会血液学分会红细胞疾病（贫血）学组.自身免疫性溶血性贫血诊断与治疗中国专家共识（2017年版）.中华血液学杂志，2017，38（4）：265-267.

附　件

中国慢性淋巴细胞白血病／小淋巴细胞淋巴瘤的诊断与治疗指南（2018年版）推荐的治疗指征：

不是所有CLL都需要治疗，具备以下至少1项时开始治疗。

1.进行性骨髓衰竭的证据：表现为血红蛋白和（或）血小板进行性减少。

2.巨脾（如左肋缘下＞6 cm）或进行性或有症状的脾肿大。

3. 巨块型淋巴结肿大（如最长直径＞ 10 cm）或进行性或有症状的淋巴结肿大。

4. 进行性淋巴细胞增多，如 2 个月内淋巴细胞增多＞ 50%，或淋巴细胞倍增时间（LDT）＜ 6 个月。当初始淋巴细胞 ＜ $30×10^9$/L，不能单凭 LDT 作为治疗指征。

5. 外周血淋巴细胞计数＞ $200×10^9$/L，或存在白细胞淤滞症状。

6. AIHA 和（或）ITP 对皮质类固醇或其他标准治疗反应不佳。

7. 至少存在下列一种疾病相关症状：①在前 6 个月内无明显原因的体重下降≥ 10%；②严重疲乏［如东部肿瘤协作组（ECOG）体能状态≥ 2 分；不能进行常规活动］；③无感染证据，体温＞ 38.0℃，≥ 2 周；④无感染证据，夜间盗汗＞ 1 个月。

8. 临床试验：符合所参加临床试验的入组条件。

不符合上述治疗指征的患者，每 2 ～ 6 个月随访 1 次，随访内容包括临床症状及体征，肝、脾、淋巴结肿大情况和血常规等。

第九章 慢性髓细胞性
白血病与输血

一、定义

慢性髓细胞性白血病（chronic myelogenous leukemia，CML）是一种以粒系增生为主，可伴有红系和巨核系增生的获得性造血干细胞恶性疾病，为最常见的骨髓增殖性疾患。CML 患者有费城染色体即 Ph 染色体，由 9 号及 22 号染色体间相互易位而形成，即 t（9；22）（q34；q11）。9 号染色体长臂上 C-abl 原癌基因易位至 22 号染色体长臂的断裂点集中区（bcr）形成 bcr/abl 融合基因，它所编码的 P210/P190 蛋白具有超正常的酪氨酸激酶活性，可干扰一系列的细胞增殖与凋亡信号，从而导致白血病的发生。

慢性髓细胞性白血病整个病程分为三期，即慢性期、加速期和急变期。慢性期患者多数无贫血及血小板减少的表现，一般不需输血。加速期（accelerated phase）或急变期（blast phase）表现为发热、骨痛、髓外浸润、贫血或出血等酷似急性白血病的症状。加速期或急变期的输血指征同急性白血病。

二、输血与处理

1. 处理

CML 的治疗目标是获得血液学缓解、细胞遗传学甚至分子学缓解、延长生存期、提高生活质量和最终根治疾病。应根据患者的病情和年龄、有无合适的移植供者、经济条件和所在医院的医疗水平等因素，选择化疗、α干扰素、伊马替尼或 Allo-HSCT。

2. 输血原则

绝大多数患者以慢性期（chronic phase）起病，常无贫血，脾大常见，甚至为巨脾。约经 3～4 年，半数患者由慢性期进入加速期（accelerated phase）或急变期（blast phase），小部分患者也可直接以加速期或急变期起病，表现为发热、骨痛、髓外浸润、贫血或出血等酷似急性白血病的症状。

在慢性期，除应用药物治疗抑制瘤细胞而促进骨髓造血功能恢复外，还应积极纠正贫血，必要时输血，保持血红蛋白浓度＞ 60 g/L，或者改善心肌缺血等组织缺血症状。加速期及急变期的处理原则同急性白血病。

慢性期，血小板计数可正常或升高。加速期及急变期的处理原则同急性白血病。

3. 输血指征

慢性期患者多数无贫血及血小板减少的表现，通常不需要输血。在加速期以及急变期化疗期间，输血指征参照急性白血病。

4. 禁忌证

参见急性白血病。

5. 血液制品的种类、方法

无特殊。

6. 输血评估

同白血病。

7. 输注无效的处理

同急性白血病。

8. 注意事项

在发病或急变时，白细胞数量明显增加，可以出现呼吸困难、心悸等高黏滞综合征表现，一般需要立即降低白细胞数量，可以采用白细胞单采技术进行白细胞分离。

（刘开彦　石红霞）

参考文献

［1］陈敏章．中华内科学．北京：人民卫生出版社，2001．

［2］邓家栋，杨崇礼，杨天楹，等．邓家栋临床血液学．上海：上海科学技术出版社，2001．

［3］陈竺，陈赛娟．威廉姆斯血液学．9版．北京：人民卫生出版社，2018．

［4］中华医学会血液学分会．慢性髓性白血病中国诊断与治疗指南（2020年版）．中华血液学杂志，2020，41（5）：353-364．

第十章　淋巴瘤与输血

一、定义

淋巴瘤是 B 细胞、T 细胞和罕见的 NK 细胞引起的一组异质性恶性肿瘤，肿瘤通常位于淋巴结，但可以位于身体的任何器官。一般分为霍奇金病 ［HD，又称霍奇金淋巴瘤（HL）］和非霍奇金淋巴瘤（NHL）。霍奇金淋巴瘤也来源于高度突变免疫球蛋白基因而不再表达 Ig 的肿瘤性 B 细胞。

由于组织病理学的异质性，淋巴瘤的类型很多，2001 年世界卫生组织（WHO）对淋巴瘤的分类作了修正，详细地描述每个淋巴细胞肿瘤的病理学、免疫表型、遗传学和临床特点，并分成各种独立病种。部分淋巴瘤具有独特的细胞遗传学异常。最为常见的类型是弥漫大 B 细胞淋巴瘤。

根据疾病的临床特征和如果未给予治疗时患者的预期寿命，将淋巴瘤分为①惰性淋巴瘤（进展危险性低）；②侵袭性淋巴瘤（进展危险性中等）；③高度侵袭性淋巴瘤（进展危险性高）。

B 淋巴细胞发生肿瘤转化和克隆性增殖时，它们不适当地分泌单克隆蛋白，可以造成相关高 M 蛋白的临床表现，同时单克隆 Ig 蛋白也能与细胞表面互相反应，损害粒细胞或血小板功能，或能与凝固蛋白相互反应，损害止血功能。自发性或与 B 淋巴细胞肿瘤相关的自身反应抗体产物可导致自身免疫性溶血性贫血和自身免疫性血小板减少。

二、输血与处理

1. 治疗原则

霍奇金淋巴瘤（HL）是治疗效果较好的治愈率较高的恶性肿瘤。随着放射技术和化疗药物进步，尤其是化、放疗的综合治疗的应用，早期 HL 的 10 年总生存率已近 90%。

非霍奇金淋巴瘤（NHL）对放化疗敏感，一部分 NHL 是可以治愈的肿瘤。治疗应根据其肿瘤的类型结合预后因素进行个体化治疗。

2. 输血原则

淋巴瘤早期患者的血常规多表现为正常，随着疾病的进展到晚期，肿瘤细胞常累及骨髓，可发生贫血及血小板减少和出血，并在骨髓中出现幼稚细胞，此时称为淋巴瘤/白血病。还可以伴发特发性血小板减少性紫癜和自身免疫性溶血性贫血，引起不同程度的贫血和血小板减少，但较少见。放化疗期间和淋巴瘤/白血病期的红细胞输注原则参照急性白血病。

3. 输血指征

早期无贫血，约 10% 表现为小细胞低色素性贫血，多由消化道出血引发。消化道出血多由于肿瘤对胃肠黏膜的浸润破坏造成，可在积极局部止血后好转，内科治疗无效可手术。另外伴有缺铁因素者可补充铁剂。

晚期可有轻到重度贫血，原因较复杂，包括胃肠道少量失血、治疗后骨髓增生减低、继发感染、继发自身免疫性溶血和肿瘤骨髓侵犯等。

放化疗期间和淋巴瘤/白血病期的红细胞输注指征参照急性白血病。

继发 AIHA 时输血指征同 CLL，包括心绞痛症状、充血性心力衰竭、意识状态改变、端坐呼吸和缺氧。

血小板早期多正常，当伴发 ITP、疾病晚期或放疗、化疗后可减少，甚至发生出血倾向。继发 ITP 和 Evans 综合征时，血小板输注同 CLL。患者体内有血小板相关抗体，输入的血小板会被破坏而造成输注无效。疾病晚期或放疗、化疗后的输注同白血病。

4. 禁忌证（相对）

伴 AIHA、ITP 和 Evans 综合征。

5. 血液制品的种类、方法

伴 AIHA 时应尽量避免输血，如果贫血症状很严重，并有血流动力学改变或心力衰竭者才需要输血，并提倡输注洗涤红细胞或浓缩红细胞。

如无 AIHA 及 ITP，可用的血液制品无限制。

6. 输血评估

红细胞输注无效时需考虑溶血、铁缺乏、胃肠道失血和营养不良等。

血小板输注无效时，也要特别注意是否存在 ITP、Evans 综合征。

7. 输注无效的处理

根据输注无效的病因而采用不同的治疗措施。

（1）贫血：AIHA 的抗人球蛋白试验阳性，分为温抗体型（典型者为 IgG 型）和冷抗体型（典型者为 IgM 型），前者对糖皮质激素、环孢素 A、抗 CD20 单抗或脾切除有效，后者中少数对上述治疗无效，需采用化疗。

消化道出血多由于肿瘤对胃肠黏膜的浸润破坏造成，可在积极局部止血后好转，内科治疗无效可手术。如果有铁缺乏和营养不良，应补充相应的药物，一般不需输血。

（2）血小板减少：Evans 综合征及 ITP 一线治疗首选糖皮质激素，也可用其他免疫抑制剂、抗 CD20 单抗和（或）脾切除、化疗等。

8. 注意事项

ABO 配血后，输血时应缓慢，密切观察即刻型溶血反应，每次输血量不宜太大，输血速度要慢。严重溶血一般治疗无效时可选择血浆交换疗法。

慢性贫血者可使用重组促红细胞生成素。

（刘开彦　石红霞）

参考文献

［1］陈敏章. 中华内科学. 北京：人民卫生出版社，2001.

［2］汪钟，郑植荃. 现代血栓病学. 北京：北京医科大学中国协和医科大学联合出版社，1997.

［3］邓家栋，杨崇礼，杨天楹，等. 邓家栋临床血液学. 上海：上海科学技术出版社，2001.

［4］高峰主译. 临床用血. 北京：人民卫生出版社，2003.

［5］周小鸽，陈辉树. 造血与淋巴组织肿瘤病理学和遗传学. 北京：人民卫生出版社，2006.

［6］上海市医学会输血专科分会，上海市输血质量控制中心. 自身免疫性溶血性贫血患者输血前试验及临床输血专家共识. 中国输血杂志，2017，30（7）：663-665.

［7］中华医学会血液学分会红细胞疾病（贫血）学组. 自身免疫性溶血性贫血诊断与治疗中国专家共识（2017年版）. 中华血液学杂志，2017，38（4）：265-267.

［8］中国临床肿瘤学会抗淋巴瘤联盟，中国抗癌协会癌症康复与姑息治疗专业委员会，中华医学会血液学分会. 重组人白介素-11治疗血小板减少症临床应用中国专家共识（2018年版）. 临床肿瘤学杂志，2018，23（3）：260-266.

第十一章　多发性骨髓瘤与输血

一、定义

多发性骨髓瘤（MM）是发生于终末分化阶段 B 细胞（浆细胞）的恶性疾病，骨髓瘤细胞能产生完整和（或）部分（轻链）单克隆免疫球蛋白。骨髓瘤细胞与骨髓微环境的相互作用，可激活细胞存活信号。骨髓瘤的临床表现多样，如压迫症状、贫血、骨损伤、蛋白沉积于内脏器官导致肾和心脏损害以及免疫抑制（导致感染）。

骨髓瘤的生物学行为具有高度异质性，既可表现为惰性病程，也可表现为伴有髓外浸润、具有高度侵袭性的疾病。

浆细胞产生单克隆免疫球蛋白，而正常免疫球蛋白减少引起低丙种球蛋白血症。患者体液免疫和细胞免疫同时低下，容易发生感染，感染也是导致死亡的首要原因。

二、输血与处理

1. 治疗原则

尽管多发性骨髓瘤的瘤细胞对放化疗敏感，但持久的完全缓解很少，目前仍认为是一个不可治愈的疾病。因而干预的目标在于延长生存期，诱导并维持缓解，阻止或延迟疾病进展并减少症状，同时使干预措施的副作用尽可能少。

2. 输血原则

MM 起病隐匿，进展缓慢，随着病情的进展，出现进行性贫血以及出血倾向。贫血多为正细胞正色素，主要是由于骨髓瘤细胞的骨髓浸润，此外，累及肾时促红细胞生成素的产生下降、反复感染以及营养不良也是贫血的原因。除应用药物治疗抑制骨髓瘤细胞而促进骨髓造血功能恢复外，还应积极纠正贫血，必要时输血，保持血红蛋白浓度 > 60 g/L，或者心肌缺血等组织缺血症状改善。

大多数患者出现与贫血程度不相符的低促红细胞生成素水平，在肾功能不全的患者中，促红细胞生成素水平更低，给予患者促红细胞生成素常有辅助作用。

血小板计数可正常或减少。出血的原因除骨髓受抑制血小板减少之外，大量单克隆免疫球蛋白覆盖于血小板以及凝血因子表面也引起凝血功能障碍，造成出血倾向（继发性血管性血友病）。有出血时，可用脱氨基 -8-D- 精氨酸加压素（DDAVP）、凝血因子Ⅷ /vWF- 浓缩制品、丙种球蛋白控制出血，血浆交换可以迅速减少血液内单克隆免疫球蛋白的数量。

低丙种球蛋白血症：反复感染是多发性骨髓瘤患者死亡的主要原因之一，与细胞免疫功能缺陷有关。异常免疫球蛋白的增生使正常免疫球蛋白功能受抑制，也是导致感染的重要原因。作为综合性预防措施，静脉输注免疫球蛋白并无益处，但可明显减少低丙种球蛋白血症患者的反复细菌感染。感染的预防包括使用抗病毒药物，以阻止单纯疱疹病毒和水痘带状疱疹病毒的再激活。用氟喹诺酮、氟康唑预防细菌及真菌感染。

3. 输血指征

（1）在骨髓衰竭期以及化疗期间，输血指征参照急性白血病。

（2）有小量出血时，可首选 DDAVP（0.3 μg/kg），如果无效，可用凝血因子Ⅷ /vWF- 浓缩制品。大出血时可首选人丙种球蛋白 1 g/（kg·d）共 2 天，DDAVP（0.3 μg/kg）和凝血因子 Ⅷ /vWF- 浓缩制品也可选用。如仍无效，可用血浆交换以迅速减少血液内单克隆免疫球蛋白的数量。

（3）低丙种球蛋白血症。

4. 禁忌证

无特殊。

5. 血液制品的种类、方法

无特殊。

丙种球蛋白：0.4 g/kg，每 3 周 1 次，静脉注射。

6. 输血评估

同白血病。

7. 输注无效的处理

同急性白血病。

8. 注意事项

慢性贫血可使用重组促红细胞生成素。

在出现高黏滞综合征表现时，可以进行血浆置换迅速降低血液中的免疫球蛋白含量以缓解症状。

（刘开彦　石红霞）

参考文献

［1］陈敏章 . 中华内科学 . 北京：人民卫生出版社，2001.

［2］汪钟，郑植荃 . 现代血栓病学 . 北京：北京医科大学中国协和医科大学联合出版社，1997.

［3］邓家栋，杨崇礼，杨天楹，等 . 邓家栋临床血液学 . 上海：上海科学技术出版社，2001.

［4］高峰主译 . 临床用血 . 北京：人民卫生出版社，2003.

［5］周小鸽，陈辉树 . 造血与淋巴组织肿瘤病理学和遗传学 . 北京：人民卫生出版社，2006.

［6］中国医师协会血液科医师分会，中华医学会血液学分会，中国医师
协会多发性骨髓瘤专业委员会．中国多发性骨髓瘤诊断和治疗指南
（2020年版）．中华内科杂志，2020，59（5）：341-346.

［7］中华医学会血液学分会红细胞疾病学组．重组人促红细胞生成素治
疗骨髓衰竭性疾病贫血专家共识．中华医学杂志，2018，98（42）：
3396-3400.

第十二章　出凝血疾病与输血

第一节　原发免疫性血小板减少症

一、定义

原发免疫性血小板减少症（primary immune thrombocytopenia, ITP）是一种自身免疫性疾病，主要特征为自身血小板抗体的产生及其与血小板结合后使血小板在网状内皮系统尤其是脾中的过早破坏，外周血血小板计数减少。无继发性自身抗体产生原因，如结缔组织病、淋巴细胞增殖性疾病等。根据发病年龄分为儿童 ITP 及成人 ITP，根据病程长短分为新诊断 ITP（3 个月内）、持续性 ITP（6～12 个月）及慢性 ITP（12 个月以上）。

二、输血 / 血制品与处理

1. 治疗原则

ITP 的治疗应该以止血以及防止发生危及生命的出血为主要目的，不宜过分强调将血小板提高至正常水平。

2. 输血 / 血制品的输注原则

绝大多数 ITP 患者不需要输血和血小板。如果病情确实需要输血也以能改善患者贫血症状为宜，不必将血红蛋白水平纠正至正常值。对于有脑出血或其他严重出血并发症者，应紧急输注血小板和（或）大剂量静脉注射静脉用免疫球蛋白（intravenous immunoglobulin，IVIg）。

3. 治疗指征

（1）IVIg：IVIg 对于 ITP 患者具有提升血小板速度快，有效率高，副作用相对较小的优点，但是由于其价格昂贵且有一定传播病毒的风险，因此需要掌握一定的适应证。如下情况推荐使用：

1）患者血小板计数 $< 10 \times 10^9$/L 且伴有严重出血症状和体征或有潜在的内脏出血风险时（包括鼻衄 / 牙龈出血不止，胃肠道出血，泌尿系统出血及颅内出血）的患者，IVIg 可作为一线药物与其他治疗协同。

2）有活动性出血但有使用糖皮质激素的禁忌证或者对糖皮质激素疗效不好。

3）近期因手术或分娩等原因需要尽快提高血小板数目的患者。

（2）血小板：不建议预防性输注，仅在下列紧急情况需要时使用：患者伴有威胁生命的出血，如胃肠道大出血或者颅内出血。

4. 血制品用法及用量

（1）IVIg：病情需要时可给予 IVIg $0.2 \sim 0.4$ g/（kg·d），共 5 天；或者 1 g/（kg·d），共 2 天。对于慢性 ITP（未切脾或切脾后）患者，血小板计数 $< 10 \times 10^9$/L 且伴有皮肤黏膜活动性出血时可给予 IVIg 0.4 g/（kg·d），每周一次，共 $4 \sim 6$ 周。当血小板再次下降时重复上述用法，尽量延长输注 IVIg 的时间间隔，输注的剂量可以根据患者的血小板水平及出血症状和体征调整。

（2）血小板：首选机采血小板 1 单位。紧急情况下浓缩血小板也可以应用。

（3）红细胞的输注：出血性疾病的贫血多由失血所致，具体用法参见缺铁性贫血部分。

5. 输注血制品评价（血液制品应用合理性评价）

（1）IVIg：对于大多数患者而言，IVIg 可以提高血小板数量，且速度快于肾上腺皮质激素，但是由于 IVIg 价格昂贵且需要静脉输注，停药后 3 ～ 4 周血小板会逐渐下降到治疗前水平，故而其使用应结合血小板的数量及患者的出血体征，用于需要紧急处理的患者。对于血小板计数 < 20×10^9/L 但是没有活动性出血的患者不建议使用。

（2）血小板：由于患者体内存在血小板抗体，能够破坏内源性及外源性血小板，输注的血小板存活时间短，因此，一般情况下不建议输注血小板。

血小板输注的疗效应以临床出血情况的改善为判断的主要标准，而不是血小板的数量。

无效的原因：免疫破坏。

6. 输注无效的处理

如果继续出血，可以继续输注血小板，直到出血症状和体征改善。同时输注 IVIg、应用肾上腺皮质激素或者血小板生成素（TPO）受体激动剂，必要时可急诊切除脾脏。

第二节　血栓性血小板减少性紫癜

一、定义

血栓性血小板减少性紫癜（thrombotic thrombocytopenic purpura，TTP）是以微血管病性溶血、血小板减少、神经系统症状、发热及肾损害五联征为特征的临床综合征，病理特征为广泛性微血管内血小板栓子的形成。

二、输血 / 血制品与处理

1. 治疗原则

本病的首选治疗为血浆置换，能够极大地改善预后。

2. 输血 / 血制品的治疗原则 / 指征

（1）初治及复发的 TTP 患者应尽快行血浆置换。

（2）血红蛋白浓度 < 60 g/L 伴有心肌缺血等组织缺血表现的患者推荐输注浓缩红细胞。

（3）TTP 患者一般禁忌输注血小板，除非发生致命性出血。

（4）IVIg 不推荐作为 TTP 的一线治疗，可以作为一线治疗失败后的辅助治疗。

3. 用法

（1）血浆：尽快给予血浆置换，一般为新鲜冰冻血浆 1 ~ 1.5 个血浆容量，持续时间至少至完全缓解后 2 天。如果不能够及时给予血浆置换，应给予新鲜冰冻血浆或冷沉淀上清血浆静脉输注。

（2）红细胞：使心肌缺血等组织缺血症状改善。

（3）血小板：伴发威胁生命的出血时输注机采血小板，出血症状好转即停用。

4. 输注血制品评价（血液制品应用合理性评价）

（1）血浆：经过血浆置换后患者完全缓解标准为神经系统症状消失，血小板及乳酸脱氢酶（LDH）恢复正常，血红蛋白持续上升。经过连续 7 天的血浆置换后患者仍有持续的血小板降低及 LDH 增高提示为难治性 TTP，可考虑换用冷沉淀上清血浆。

（2）红细胞：当患者血红蛋白 60 ~ 100 g/L 时，如果没有心肌缺血等组织缺血症状可不输注红细胞。如果出现了上述症状，推荐输注红细胞以改善组织缺血症状。

（3）血小板：由于血小板输注可能激活血栓的形成，因此对于不伴有威胁生命出血的 TTP 患者，血小板输注为禁忌证。对于由于疾病的进展发生了威胁生命的出血的患者，可能适合输注血小板，但是在输注的过程中需要密切观察。

第三节　肝素诱导的血小板减少性紫癜

一、定义

肝素诱导的血小板减少性紫癜（heparin-induced thrombocytopenic purpura，HIT）是指应用肝素后发生的血小板减少症，各种肝素制剂均可导致血小板减少，如普通肝素、低分子量肝素及类肝素制剂等。其中牛型肝素制剂发生率高于猪型。肝素的用药量、给药方式与血小板减少的严重程度无关。但用药量少，皮下注射，其发生率相对较低。接受普通肝素治疗的患者中 HIT 的发生率明显高于接受低分子量肝素治疗的患者。

HIT 分为两型：Ⅰ型：血小板中度减少，发生于应用肝素的前 2 天，随后即使继续使用肝素，血小板可自行恢复正常。Ⅱ型：血小板严重减少，常伴有血栓形成，发生于应用肝素的 5 ～ 14 天。此外，还有所谓迟发性 HIT，这类患者血小板减少和（或）血栓形成发生于停止肝素治疗之后。

二、输血/血制品与处理

即使有严重的血小板减少，本病亦为血小板输注禁忌证。输注血小板后会加重血栓形成。

第四节　遗传性血小板功能异常性疾病

一、定义

遗传性血小板功能异常性疾病系由于血小板膜、血小板贮存颗粒及花生四烯酸的异常引起的血小板功能异常。按照异常的位点可以分为：①糖蛋白的异常（血小板无力症、巨血小板综合征等）。②血小板颗粒异常（贮存池病等）。③血小板促凝活性异常（Scott综合征）。④信息传导及分泌异常。本节以血小板无力症（GT）及巨血小板综合征为代表进行介绍。

二、输血／血制品与处理

1.治疗原则

该类疾病尚无根治方法，主要是对症治疗，禁用抗血小板药物。长期慢性失血导致贫血应补充造血原料如铁剂、叶酸。

2.输血／血制品的输注原则

该类疾病主要治疗出血，输注血小板有效，但是在不出血或者其他措施（重组活化凝血因子Ⅶa）止血有效时无需输注血小板。长期慢性失血导致贫血，症状明显时可输血改善症状，不必将血红蛋白水平纠正至正常值。

3.治疗指征

（1）血小板

1）出血严重，常规止血方法无效的患者需要输注血小板。

2）对于需要创伤性操作（如拔牙、扁桃体摘除、分娩及其他外科手术处理）的患者，应预防性输注血小板直至创面完全愈合。

3）对于没有出血或伴有轻度皮肤黏膜出血的患者不需要输注血小板。

（2）红细胞

1）血红蛋白浓度 < 60 g/L，Hct < 20% 伴有严重组织缺血症状时需要输血改善症状。

2）血红蛋白 60 ～ 100 g/L 一般不需要输注红细胞，当发生急性失血，伴随缺血临床表现时需要输注红细胞以改善症状。

4. 血制品用法及用量

（1）血小板：根据出血症状的改善调节输注时间间隔。

（2）红细胞：参照缺铁性贫血输注剂量及方法。

5. 输注血制品评价（血液制品应用合理性评价）

（1）血小板：遗传性血小板功能异常性疾病的患者一般很少需要输注血小板。即使是血小板功能严重异常的疾病如血小板无力症，可以保持多年不出血或仅有少量出血症状（虽然在第一次月经时可能会出现大量出血）。因此在没有出血的患者、少量出血的患者不需要输注血小板，可以通过局部压迫、局部血管处理等方法止血。对于上述方法无效的严重出血或者预计出血较多的外科手术治疗时需要输注血小板。

（2）红细胞：本类患者可能由于慢性失血导致缺铁性贫血，很少需要输血，一般无明显症状时不需要输注红细胞。但是由于急性大量失血等原因导致血红蛋白中重度降低引起组织缺血症状时需要补充红细胞改善症状。

第五节　原发性血小板增多症

一、定义

原发性血小板增多症（essential thrombocythemia，ET）是克隆性骨髓增殖性疾病的一种，主要累及巨核细胞系。其主要特征为骨髓巨核细胞异常增生，血小板计数显著增高，临床上可表现为出血或者血栓形成。

二、输血 / 血制品与处理

1. 治疗原则

该病为骨髓增殖性疾病，治疗上以控制血小板数量，防止血栓形成为主。

2. 输血 / 血制品的输注原则

一般患者经过降血小板及抗凝治疗不需要行血细胞单采术。但是当血小板过高以致引起出血或者血栓形成合并脏器供血不足时需要血小板单采术，同时给予阿司匹林预防血栓。

3. 治疗指征

当 ET 患者血小板计数 $\geqslant 1000 \times 10^9$/L 并出现出血或者血栓形成合并心肌、脑部供血不足及神经系统症状或者由于其他疾病需要近期手术时推荐应用血小板单采术以迅速改善症状。同时酌情给予羟基脲或干扰素以降低血小板，给予阿司匹林预防血栓。

第六节　血友病

一、定义

血友病（hemophilia）是一种 X 染色体连锁的隐性遗传性出血性疾病，可分为血友病 A 和血友病 B 两种。前者为凝血因子Ⅷ（FⅧ）缺乏，后者为凝血因子Ⅸ（FⅨ）缺乏，分别因相应的凝血因子基因突变所致。

二、输血/血制品与处理

1. 治疗原则

本病治疗主要为替代治疗，目前国内可以获得的含有 FⅧ 的产品包括：浓缩 FⅧ、重组 FⅧ、冷沉淀及新鲜（冰冻）血浆。目前国内可以获得的 FⅨ 制品有基因重组或者血浆源性 FⅨ 制品、凝血酶原复合物和新鲜（冰冻）血浆。

2. 输血/血制品的输注原则

血友病的替代治疗可分为规律性替代治疗（即预防治疗）及按需治疗。规律性替代治疗（即预防治疗）是国际公认的防止血友病患者因为频繁关节出血而导致关节残疾的治疗措施，应该作为血友病患者首选的替代治疗措施。按需治疗是指血友病患者发生出血后给予的治疗，应该在发生出血症状后及时且足量地治疗。血友病 A 的替代治疗首选基因重组 FⅧ 制剂或者病毒灭活的血源性 FⅧ 制剂，仅在无上述条件时选用冷沉淀或新鲜冰冻血浆等。每输注 1 IU/kg 体重的 FⅧ 可使体内 FⅧ 活性（FⅧ：C）提高 2%。FⅧ 在体内的半衰期约 8～12 h，要使体内 FⅧ 保持在一定水平需每 8～12 h 输注一次。血友病 B 的替代治疗首选基因重组（或者病毒灭活的血源性）FⅨ 制剂或者病毒灭活的血源性凝血酶原复合物，仅在无上述条件时选用新鲜冰冻血浆等。每输注 1 IU/kg 体重的 FⅨ 可使体内 FⅨ 活性（FⅨ：C）提高 1%，FⅨ 在体内的半衰期约为 18～24 h，要使体内 FⅨ 保持在一定水平需每天输注一次。

3. 治疗指征

（1）基因重组 FⅧ/FⅨ 或者经过病毒灭活的血浆来源的 FⅧ/FⅨ 浓缩制剂，其使用推荐如下：①血友病患者的预防治疗：包括临时预防（可能出血的事件前单剂量输注）、短期预防（一段时期内预防性输注）及长期预防（根据预防治疗开始的时机分为初级预防、次级预防和三级预防）。②急性出血后或围术期的替代治疗。

（2）其他血浆制品：包括冷沉淀及新鲜（冰冻）血浆，该类产品由于没有经过病毒灭活，有传播病毒感染的危险，且凝血因子含量少，故而仅推荐在基因重组 FⅧ/FⅨ 或者经过病毒灭活的血浆来源的 FⅧ/FⅨ 浓缩制剂不可获得时使用。

4. 血制品用法及用量

（1）FⅧ（浓缩制剂或者重组制剂）

1）血友病 A 患者的预防治疗：目前欧美常用以下三种预防治疗方案：①瑞典 Malmö 方案（大剂量方案）：每剂 25～40 IU/kg，血友病 A 患者每周给药 3 次，血友病 B 患者每周 2 次。②荷兰 Utrecht 方案（中剂量方案）：每剂 15～30 IU/kg，血友病 A 患者每周给药 3 次，血友病 B 患者每周给药 2 次。③加拿大升阶梯方案（仅限血友病 A）：每剂 50 IU/kg，每周给药 1 次→每剂 30 IU/kg，每周给药 2 次→每剂 25 IU/kg，隔日给药 1 次。基于我国实际情况，目前仍普遍采用的是以下低剂量方案：血友病 A 为 FⅧ 制剂 10 IU/kg 体重，每周 2～3 次，血友病 B 为 FⅨ 制剂 20 IU/kg 体重，每周 1 次。临床实践表明与按需治疗相比，此低剂量方案虽然可以明显减少血友病患儿出血，但并不能减少关节病变的发生。随着我国经济和医疗条件的改善，建议在经济条件允许的血友病患儿中开始实施中剂量预防治疗方案，或者根据年龄、静脉通路、出血表型、药代动力学特点以及凝血因子制剂供应情况，制订最佳的个体化方案。

2）血友病患者按需治疗和围术期替代治疗：及时充分的按需治疗不仅可以及时止血止痛，更可阻止危及生命的严重出血的发展；但按需治疗只是出血后治疗，无法阻止重型血友病患者反复出血导致关节残疾的发生。围术期替代治疗是指手术前、手术中和手术后进行的替代治疗，目的在于保证血友病患者手术的顺利实施和手术后的顺利康复。具体替代治疗方案见表 12-1 和表 12-2。

表 12-1 获取凝血因子不受限时的替代治疗方案[1]

出血类型	血友病 A		血友病 B	
	预期水平（IU/dl）	疗程（天）	预期水平（IU/dl）	疗程（天）
关节	40～60	1～2（若反应不充分可以延长）	40～60	1～2（若反应不充分可以延长）
表层肌／无神经血管损害（除髂腰肌）	40～60	2～3（若反应不充分可以延长）	40～60	2～3（若反应不充分可以延长）
髂腰肌和深层肌，有神经血管损伤或大量失血				
● 起始	80～100	1～2	60～80	1～2
● 维持	30～60	3～5（作为物理治疗期间的预防，可以延长）	30～60	3～5（作为物理治疗期间的预防，可以延长）
中枢神经系统／头部				
● 起始	80～100	1～7	60～80	1～7
● 维持	50	8～21	30	8～21
咽喉和颈部				
● 起始	80～100	1～7	60～80	1～7
● 维持	50	8～14	30	8～14

（续表）

出血类型	血友病 A		血友病 B	
	预期水平（IU/dl）	疗程（天）	预期水平（IU/dl）	疗程（天）
胃肠				
• 起始	80～100	7～14	60～80	7～14
• 维持	50		30	
肾脏	50	3～5	40	3～5
深部裂伤	50	5～7	40	5～7
手术（大）				
• 术前	80～100	1～3	60～80	1～3
• 术后	60～80	4～6	40～60	4～6
	40～60	7～14	30～50	7～14
	30～50		20～40	
手术（小）				
• 术前	50～80		50～80	
• 术后	30～80	1～5（取决于手术类型）	30～80	1～5(取决于手术类型)

表 12-2　获取凝血因子受限时的替代疗法方案 [1]

出血类型	血友病 A		血友病 B	
	预期水平（IU/dl）	疗程（天）	预期水平（IU/dl）	疗程（天）
关节	10～20	1～2（若反应不充分可以分可以延长）	10～20	1～2（若反应不充分可以延长）
表层肌，无神经血管损伤（除髂腰肌）	10～20	2～3（若反应不充分可以分可以延长）	10～20	2～3（若反应不充分可以延长）
髂腰肌和深层肌，有神经血管损伤或大量失血				
● 初始	20～40		15～30	
● 维持	10～20	3～5（作为物理治疗期间的预防，可以延长）	10～20	3～5（作为物理治疗期间的预防，可以延长）
中枢神经系统／头部				
● 初始	50～80	1～3	50～80	1～3
● 维持	30～50	4～7	30～50	4～7
	20～40	8～14	20～40	8～14
咽喉和颈部				
● 初始	30～50	1～3	30～50	1～3

（续表）

出血类型	血友病 A		血友病 B	
	预期水平（IU/dl）	疗程（天）	预期水平（IU/dl）	疗程（天）
胃肠　· 维持	10～20	4～7	10～20	4～7
· 初始	30～50	1～3	30～50	1～3
· 维持	10～20	4～7	10～20	4～7
肾脏	20～40	3～5	15～30	3～5
深部裂伤	20～40	5～7	15～30	5～7
手术（大）				
· 术前	60～80		50～70	
· 术后	30～40	1～3	30～40	1～3
	20～30	4～6	20～30	4～6
	10～20	7～14	10～20	7～14
手术（小）				
· 术前	40～80		40～80	
· 术后	20～50	1～5（取决于手术类型）	20～50	1～5（取决于手术类型）

（2）冷沉淀及新鲜（冰冻）血浆：冷沉淀中所含 FⅧ：C 是新鲜血浆的 5～10 倍。由于每 400 ml 全血的新鲜冰冻血浆制备的冷沉淀中 FⅧ大约 100 U（每袋产品含量均会有差异），因此根据前述需要 FⅧ总量计算出所需要的冷沉淀袋数。

5. 输注血制品评价（血液制品应用合理性评价）

（1）规律性替代治疗（预防治疗）：是指为了防止出血而定期给予的规律性替代治疗，是以维持正常关节和肌肉功能为目标的治疗，通常分为 3 种：①初级预防治疗，即规律性持续替代治疗开始于第 2 次关节出血前及年龄小于 3 岁，且无明确证据［查体和（或）影像学检查］证实存在关节病变；②次级预防治疗，即规律性持续替代治疗开始于关节有 2 次或多次出血后，但查体和（或）影像学检查没有发现关节病变；③三级预防治疗，即查体和影像学检查证实存在关节病变后才开始规律性持续替代治疗。我们建议在发生第一次关节出血或者严重肌肉出血或颅内出血或其他危及生命的出血时即开始预防治疗。随着医疗保险和药品供应等条件的改善，我国已具备血友病预防治疗的基本条件，应积极推行预防治疗，以便降低我国血友病患者的致残率，提高生活质量。

（2）按需替代治疗：在出血时应尽早进行，遵循"只要怀疑，就要治疗"的原则。

按需替代治疗时也应根据出血的类型、程度个体化进行以达到保证治疗效果的前提下节约有限的血制品资源及患者的费用。

（3）在血友病的替代治疗中，如果没有相应的血浆浓缩产品或者重组产品，应选择新鲜冰冻血浆输注，根据患者的出血症状调节用量。由于新鲜冰冻血浆没有经过相应的病毒灭活过程，因而有传播传染性疾病的可能。

（杨仁池）

参考文献

［1］中华医学会血液学分会血栓与止血学组，中国血友病协作组.血友病治疗中国指南（2020年版）.中华血液学杂志，2020，41（4）：265-271.

［2］Provan D，Arnold DM，Bussel JB，et al. Updated international consensus report on the investigation and management of primary immune thrombocytopenia. Blood Adv，2019，3（22）：3780-3817.

［3］Zheng XL，Vesely SK，Cataland SR，et al. ISTH guidelines for treatment of thrombotic thrombocytopenic purpura. J Thromb Hemost，2020，18：2496-2502.

［4］Joseph J，Rabbolini D，Enjeti AK，et al. Diagnosis and management of heparin-induced thrombocytopenia：a consensus statement from the Thrombosis and Haemostasis Society of Australia and New Zealand HIT Writing Group. Med J Aust，2019，210（11）：509-516.

第十三章 弥散性血管内凝血与输血

一、概述

弥散性血管内凝血（disseminated intravascular coagulation，DIC）是由多种致病因素，导致全身微小血管内皮细胞损伤和血液凝固性增强，形成以血小板和纤维蛋白为主要成分的微血栓。在此过程中，消耗了大量的血小板和凝血因子，并激活了纤维蛋白溶解（纤溶）系统，形成获得性临床血栓-出血综合征。

二、诊断标准

1. 病因诊断

存在基础（原发）疾病，如严重感染（败血症、脓毒症），创伤（多发性、开放性），手术（器官移植、肿瘤广泛切除术），恶性肿瘤（广泛转移、放/化疗），产科意外（胎盘异常、羊水栓塞），重型肝病（重症肝炎、肝硬化）和某些其他疾病（恶性血液病、输血反应）等。

2. 临床诊断

如广泛多部位出血（注射部位出血/创面渗血难止），不能用原发病解释的难治性休克/器官衰竭，组织/器官微血栓形成（皮肤、黏膜局灶性坏死，不明原因脑、肾、肺功能衰竭）和微血管病性溶血性贫血等；同时也可伴有基础（原发）疾病的临床表现。

3. 实验诊断（表 13-1）

特别重要的是观察各项指标的动态变化。

表 13-1　中国弥散性血管内凝血诊断积分系统（CDSS，2017 年版）

积分项	分数	积分项	分数
基础疾病		**恶性血液病**	
存在导致 DIC 的原发病	2	$< 50 \times 10^9/L$	1
临床表现		24 h 内下降 $\geqslant 50\%$	1
不能用原发病解释的严重 /	1	D- 二聚体	
多发出血倾向		< 5 mg/L	0
不能用原发病解释的微循	1	$5 \sim 9$ mg/L	2
环障碍 / 休克		> 9 mg/L	3
广泛性皮肤黏膜栓塞、灶	1	PT 及 APTT 延长	
性缺血性坏死、脱落及		PT 延长 < 3 s 且 APTT	0
溃疡形成或不明原因肺、		延长 < 10 s	
肾、脑等器官功能衰竭		PT 延长 $\geqslant 3$ s 或 APTT	1
实验室指标		延长 $\geqslant 10$ s	
血小板减少		PT 延长 $\geqslant 6$ s	2
非恶性血液病		纤维蛋白原	
$\geqslant 100 \times 10^9/L$	0	$\geqslant 1.0$ g/L	0
$80 \sim 100 \times 10^9/L$	1	< 1.0 g/L	1
$< 80 \times 10^9/L$	2		
24 h 内下降 $\geqslant 50\%$	1		

注：非恶性血液病，每天计分一次，$\geqslant 7$ 分可诊断为 DIC；恶性血液病，临床表现第一项不参与评分，每天计分一次，$\geqslant 6$ 分时可诊断为 DIC

三、血液及其制品输注与处理

（一）治疗基础（原发）疾病

有效解除和治疗基础（原发）疾病是防治 DIC 的根本措施，例如，脓毒症并发 DIC，必须有效控制感染；宫内死胎造成的 DIC，必须将死胎及其附件清除干净等。原发疾病解除者，DIC 的疗效和预后均较佳；反之，DIC 的疗效和预后均较差。因此，在防治 DIC 的过程中，务必紧紧抓住解除和治疗基础疾病这一关键环节。

（二）血液及其制品输注

1. 治疗原则

理论上，按照 DIC 不同的临床分期应选用相应的血制品和药物治疗。① DIC 早期（微血栓形成期）血液呈高凝状态，适用抗凝药物（肝素），不宜补充血制品和使用抗纤溶药；② DIC 中期（消耗性低凝血期）：血液呈低凝状态，推荐在使用抗凝治疗基础上加用血制品；③ DIC 晚期（继发性纤溶期），血液呈纤溶亢进状态，特别在产科 DIC 时建议在补充血制品同时给予抗纤溶药。然而，在临床实践中此三期难以明确区分。

2. 适应证和禁忌证

（1）适应证：一般认为，①大量失血：失血导致患者血容量不足、血压下降 / 休克、明显组织缺氧和凝血功能障碍，此时需要紧急输注血液及其制品，以挽救患者生命。②非大量失血：虽然有临床出血症状但血容量和血流动力学未见明显改变，也需输注血液及其制品以改善缺氧状态和参与止血。③一般输血：在 DIC 病理过程中，消耗了大量血小板和凝血因子，表现为临床出血难止，需要补充血小板和（或）凝血因子制品以制止出血的发生和发展。

（2）禁忌证：①禁止对血制品过敏者输血。②慎重对老年人、婴幼儿和心、肾功能不全者在短期内输注大量血液及其制品。③ DIC 不宜输注库存的陈旧全血，因为陈旧的库存血中血小板和不稳定凝血因子（FⅧ、FⅤ）已失活，缺乏止血功能。④若 DIC 的基础疾病是自身免疫性疾病（如自身免疫性溶血性贫血、冷凝集素综合征等），尽量不输或少输血；若必须要输血，为了避免产生红细胞同种抗体，一次输血的剂量仅限于能维持组织携氧所需最小剂量的红细胞（通常为 2 单位）即可。⑤ DIC 时，血小板减少若是由肝素诱导的血小板减少症（HIT）、输血后血小板减少性紫癜（PTP）、血栓性血小板减少性紫癜（TTP）等因素引起，慎输血小板悬液。

3. 输注剂量与用法

（1）全血：没有固定和统一的标准，必须根据临床实际情况，尤其病情的急缓，出血速度的快慢，出血量的多少和患者的心、肾功能情况而定。①输血剂量：一般而言，每输注 1 单位（U）（200 ml）的全血可提高患者循环血液中 Hb 5.0 g/L，以连续输血（4 U）后使患者 Hb > 60 g/L（产妇 > 80 g/L）、Hct > 30%、缺氧症状缓解、出血改善为宜。②输血速度：应根据情况而定，一般都遵循先慢（观察有无输血反应）后快的输注原则，以 1 U 全血控制在 30 ～ 40 min 内输完为宜；但是紧急输血时，输血速度宜快！以最快速度补充血容量，纠正休克和缺氧。③方法：由冷藏箱中取出的全血，在室温下放置不超过 30 min，需加温时不超过 37℃，通过标准输血器由静脉加滤器输入。值得一提的是，目前全血绝大部分用于制备成分血，因此临床很少使用。

（2）红细胞悬液：根据临床实际情况决定。①剂量：1 U 红细胞悬液，基本上与 1 U 全血中所含红细胞相仿（在红细胞悬液的制备过程中可能丢失 10% ～ 20% 的红细胞）。一个合理和科学的使用方法是在输前和输后，分别测定患者的 Hb/Hct，然后根据测定的结果调整红细胞输注的剂量，仍以 Hb > 60 g/L 和

Hct ＞ 30%（产妇＞ 80 g/L）为宜。②方法：红细胞悬液恢复至室温，输注前充分轻轻混匀，用标准输血器加滤网输注，输注速度可由临床需要决定。

（3）血小板悬液：DIC 时，临床有出血症状伴血小板计数（PLT）＜ 50×10⁹/L 是治疗性输注血小板的指征。由于急性白血病、恶性肿瘤患者在接受化疗 / 放疗治疗时常见 PLT ＜（10 ～ 20）×10⁹/L，此时也需要预防性输注血小板。①剂量：单采血小板是用血液成分单采机由一名献血者分离所得的血小板（国家标准要求血小板含量≥ 2.5×10¹¹ 个）。通常 1 袋单采血小板定义为 1 个治疗量，一般情况下，成人每输 1 个治疗量的单采血小板可升高患者循环血液中 PLT 20×10⁹/L，DIC 患者若在 2 ～ 3 天内输注 1 ～ 2 个治疗量单采血小板可使患者循环中 PLT 升至＞ 50×10⁹/L，可达到治疗要求。②方法：输前轻摇血袋、混匀，输注速度可由临床需要决定。血小板不可放入冷藏箱中保存（防止血小板冷激活），应置于保温箱内（温度为 22℃ ±2℃），有效期内水平振荡保存。

（4）新鲜冷冻血浆（FFP）和新鲜血浆（FP）：基本相同，含稳定的和不稳定的凝血因子，白蛋白和球蛋白，但不含血小板和钙离子（Ca^{2+}）。剂量：由临床需要决定，成人的剂量一般为每次 10 ～ 15 ml/kg 或每次 200 ～ 400 ml。方法：输前需将血浆袋置 37℃水浴箱内融化，取出用标准输液器立即静脉输注，输注速度由临床需要决定。

（5）冷沉淀和凝血酶原复合物（PCC）浓缩剂：见表 13-2。

（6）抗凝血酶（anti-thrombin，AT）浓缩剂：由正常人血浆提取制备，是一种由肝合成的抗凝因子。正常人 AT 活性为 80% ～ 120%，但新生儿和产妇仅及正常人的 54%±17%。临床适用于获得性 AT 缺乏症（DIC、围产期和肝病等）和先天性 AT 缺乏症。剂量可按下列公式计算：

表 13-2　冷沉淀和 PCC 浓缩剂临床应用

	冷沉淀	PCC
制备	新鲜冷冻血浆 2～4℃解冻沉淀所得	去 FⅧ血浆→提取依 VK 凝血因子所得
成分	FⅧ、vWF、FⅧ、纤维蛋白原、FN	依 VK 凝血因子：FⅡ、FⅦ、FⅨ、FⅩ
指征	血友病 A、血管性血友病（vWD）、纤维蛋白原缺乏症、DIC	重症肝病、血友病 B、依赖性维生素 K 凝血因子缺乏症、灭鼠药中毒、华法林过量、新生儿出血、PT 延长、DIC
剂量与方法	每次 2 U/10 kg（8～10 U/ 次），1～2 次/ 日或隔日 1 次	每次 10～20 U/kg，1～2 次/ 日或隔日 1 次
检测	APTT	PT
不良反应	过敏、输血传播疾病	过敏、输血传播疾病、血栓形成
注意事项	可用生理盐水稀释、禁加任何药物或液体合用	可与肝素合用，不与抗纤溶药同用

注：PCC，凝血酶原复合物；依 VK 凝血因子，依赖维生素 K 凝血因子；U（单位），200 ml 全血所制备的冷沉淀为 1 个单位；FN，纤维连接蛋白

AT 剂量（IU/kg）=（120% － 患者 AT 活性 %）× 体重（kg）÷1.4%

应用方法：加入适量注射用水中，静脉滴注，每天一次或检测抗凝血酶活性（AT：A）< 80% 再用一次。未见明显不良反应。

（7）纤维蛋白原（Fg）：多用于血循环中 Fg 含量减低/ 缺乏的先天性/ 获得性纤维蛋白原缺乏症。DIC 时，有临床出血症状伴患者循环中 Fg 含量< 1.0 g/L（产科出血 Fg 含量< 1.5 g/L），是应用纤维蛋白原制品的指征。剂量：因为每输 2 g 纤维蛋白原

可使患者循环中 Fg 含量提高 0.5 g/L，若一次输入 2 ～ 4 g 则患者循环中 Fg 含量可达 > 1.0 g/L，已达止血要求。方法：置 37℃ 水浴箱中加温 10 min，溶于 100 ml 注射用水中，通过标准输血滤器输入，速度宜快。

4. 血液及其制品输注评估

（1）成分输血：在 DIC 的消耗性低凝期或继发性纤溶期，采用针对性更强的红细胞、血小板和血浆及其制品，可以及时获得补充血容量、纠正缺氧和休克、制止出血的效果，充分发挥成分输血的优势。

（2）一般性 DIC 实施解除病因、补充血制品和使用抗凝药等三大防治策略；产科 DIC 需：①以手术 / 机械去除病因；②补充血制品纠正血容量；③应用缩宫剂、抗纤溶药辅助止血。由上所见，补充血制品在防治 DIC 中仍占重要地位。

（3）若经治疗 DIC 的病理过程已被控制，但红细胞或血小板未见随之回复，应考虑是否有溶血性贫血或血小板输注无效的发生。

四、DIC 抗凝治疗

抗凝治疗是 DIC 防治的又一重要措施，它可以阻断 DIC 病理生理过程，阻止微血栓的形成。抗凝治疗（除脓毒血症并发 DIC 外）首选普通肝素（uFH）/ 低分子量肝素（LMWH），可做静脉滴注 / 皮下注射，与血液制品（纤溶亢进时与适当的抗纤溶药）联合应用疗效更佳。

由此可见，解除病因、补充血制品和使用抗凝药是取得 DIC 防治成功的三大措施。

（蔡晓红 王鸿利）

参考文献

［1］宋善俊，王鸿利，李家增.弥散性血管内凝血.2版.上海：上海科学技术出版社，2001.

［2］中华医学会急诊医学分会，中华危重病急救医学杂志编辑委员会.脓毒症并发弥散性血管内凝血诊治急诊专家共识.实用检验医师杂志，2017，9（3）：129-132.

［3］中华医学会血液学分会血栓与止血学分组.弥散性血管内凝血诊断中国专家共识（2017年版）.中华血液学杂志，2017；38（5）：361-363.

［4］Iba T，Levy JH，Warkentin TE，et al；Scientific and Standardization Committee on DIC，and the Scientific and Standardization Committee on Perioperative and Critical Care of the International Society on Thrombosis and Haemostasis. Diagnosis and management of sepsis-induced coagulopathy and disseminated intravascular coagulation. J Thromb Haemost，2019，17（11）：1989-1994.

第十四章 血液病患者外科手术的输血

一、血友病患者外科手术的血液及其制品输注

（一）概述

血友病（hemophilia）是性连锁隐性遗传性出血病，分为血友病 A（凝血因子Ⅷ缺陷症，简写 HA）和血友病 B（凝血因子Ⅸ缺陷症，简写 HB）两型，它们均由相应的凝血因子基因突变引起。它们的遗传规律是女性（母亲）携带着缺陷基因（携带者），遗传给男性（儿子）发病（患者）。自发性或轻微外伤后出血难止是血友病的临床出血特点。目前，血友病出血或手术唯一有效的止血方法仍是输注血液制品作替代治疗。

（二）诊断标准

1. 临床表现：①男性患者，有或无家族史，有家族史者符合性连锁隐性遗传规律（女性纯合子型极少见）。②延迟性出血，如关节、肌肉、深部组织出血，均可自发性或因行走过久、用力过强、损伤/手术所致。反复出血可引起大关节畸形和深部组织的假肿瘤（血囊肿）形成。女性携带者一般无临床出血表现。

2. 实验室检查：①出血时间（BT）、血小板计数（PLT）、凝血酶原时间（PT）、凝血酶时间（TT）、纤维蛋白原含量（Fg）和血块回缩时间都正常；②活化部分凝血活酶时间（APTT）重

型明显延长，中型延长，轻型轻度延长 / 正常；③凝血因子Ⅷ /
凝血因子Ⅸ促凝活性（FⅧ：C/FⅨ：C）水平减低或缺如；④血
管性血友病因子抗原（vWF：Ag）正常，FⅧ：C/vWF：Ag 比
值明显减低；⑤ FⅧ或 FⅨ抑制物（抗体）检查均为阴性；⑥ *F8*
或 *F9* 基因检查，可以确定致病基因的性质和部位，为女性携
带者检查、产前诊断和未来的基因治疗提供依据。女性携带者
所分娩的男性新生儿应常规检测脐带血凝血象，以筛查血友病
（FⅧ /FⅨ缺陷症）新生儿的存在。

（三）临床分型（表 14-1）

表 14-1　血友病 A/ 血友病 B 的临床分型

临床分型	因子活性水平（IU/dl）	出血严重程度和并发症
重型	< 1	关节、肌肉、深部组织多见自发性出血 大关节畸形，假肿瘤形成
中型	1 ～ 5	可有关节、肌肉出血，少有自发性出血 小手术 / 外伤时，出血严重
轻型	> 5 ～ 40	关节、肌肉出血少，罕见自发性出血 大手术 / 重外伤时出血严重

（四）血液及其制品输注与处理

1. 手术前准备

外科医师和血液内科医师合作：①详细咨询病史，充分了解
患者的出血史、手术史、家族史；②实验室检查：凝血象，尤其
APTT、FⅧ：C/FⅨ：C、抑制物（抗体）/APTT 延长的纠正试验 /
Bethesda 试验、vWF：Ag 和 PLT 等，决定诊断和临床分型；③由

外科医师决定手术指征、部位、范围和手术实施方法，并要求术中严密手术止血；④准备充足的血液及其制品（如 FⅧ /FⅨ 制品、冷沉淀、PCC 和血液等）；⑤需长时间补充血液及其制品的患者宜静脉置管。⑥与家属和患者签署知情同意书。

2. 血浆及其制品选择

①适合血友病 A 的制品：首选基因重组凝血因子 Ⅷ 制品（rFⅧ）/ 人凝血因子 Ⅷ（FⅧ）浓缩剂，次选冷沉淀或新鲜冰冻血浆（FFP）。②适合血友病 B 的制品：首选重组凝血因子 Ⅸ 制品（rFⅨ）/ 人凝血因子 Ⅸ（FⅨ）浓缩剂，次选凝血酶原复合物（PCC）或新鲜冰冻血浆（FFP）。③适合血友病 A/B 的制品：重组活化凝血因子 Ⅶ 制品（rhFⅦa，诺其）。rhFⅦa 是近年来国际上广泛应用的一种新型高效凝血制品，对血友病 A/B 伴有抑制物（抗体）形成的患者均有较好的疗效。④血浆成分：血浆单独使用，在一次性允许输注的剂量下很难达到完成复杂大手术所需的凝血因子水平，还存在感染输血相关传染病的危险。冷沉淀所含的 FⅧ 水平是新鲜冰冻血浆的 5 ～ 10 倍，但尚含有少量残留血细胞及其碎片，可引起抗原抗体反应，如产生血型抗体和溶血性反应，此外，因未行病毒灭活，感染输血相关传染病的危险增高。

3. 手术适应证和禁忌证

①适应证：凡是有外科手术适应证的血友病 A/B 患者，均可接受手术治疗，但要做好充分的术前准备、术中止血和术后监护。②禁忌证：血友病患者由于长期反复使用血制品，体内会产生针对 FⅧ /FⅨ 的抑制物（同种抗体），有抑制物的患者，暂缓手术，待抑制物治愈 / 清除后再行手术。凡有手术禁忌证者禁忌手术。

4. 剂量和方法

（1）剂量：①血友病 A：按每次输注 1 U/kg FⅧ 浓缩剂可

提高患者循环血液中 FⅧ：C 水平的 2% 计算，即按如下公式计算：每次所需血浆制品剂量（U）＝患者体重（kg）×［欲达 FⅧ：C 止血水平（%）－实测患者 FⅧ：C 水平（%）］×0.5 计算；或根据病情需要和 FⅧ：C 测定的水平，适时调节血浆制品的用量，使患者循环血液中 FⅧ：C 水平维持在欲达血浆止血水平的要求（表 13-2）。②血友病 B：按每次输注 1 U/kg 的血浆制品，可提高患者循环血液中 FⅨ：C 水平 1% 计算，即按如下公式计算：每次所需血浆制品剂量（U）＝患者体重（kg）×［欲达 FⅨ：C 止血水平（%）－实测患者 FⅨ：C 水平（%）］×1.0 计算；或根据病情需要和 FⅨ：C 测定的结果，调节血浆制品的用量，使患者血循环中 FⅨ：C 的水平维持在欲达止血水平的要求（表 14-2）。

（2）方法：由于 FⅧ和 FⅨ的代谢半衰期分别为 8 ～ 12 h 和 18 ～ 24 h，所以血友病 A 开始需要每 8 h 输注一次（即每天 3 次）；血友病 B 开始需要每 12 h 输注一次（q12 h），以后每天一次，直至出血停止（一般需 10 ～ 14 天）。rhFⅦa 应用剂量一般以 80 ～ 90 μg/kg 计算，每 2 ～ 3 h 应用 1 次，或根据临床出血的改善情况，决定用药剂量及间隔时间。制品加入适量的注射用水中，通过带有滤器的标准器静脉滴注，输注速度宜快，避免凝血因子在室温下被消耗。

5. 输注评估

①术前充分准备，术中严密外科止血，术后仔细监护，是血友病患者手术的关键措施。有条件者可以术前进行凝血因子制品的预输注，监测输注后凝血因子活性的峰值及体内衰减情况，以利于制订围术期用药剂量及间隔。②围术期（－d1、d0、＋d1 ～ 14）需以检测 FⅧ：C/FⅨ：C 作为实验室监测指标，并以此作为调节剂量的依据（表 13-2）。持续维持循环 FⅧ：C/FⅨ：C 在 40% ～ 50% 不会发生严重出血症状；若 FⅧ：C/FⅨ：C ＜ 25%

表 14-2　血友病 A/B 患者围术期使用血浆制品的剂量和程序

手术类型*	FⅧ/FⅨ制品的剂量（U/kg×次数△）				备注
	术前1天（-d1）、手术日（d0）、手术后1天（+d1）	术后2～3天（+d2～3）	术后4～7天（+d4～7）	术后8～14天（+d8～14）	
大型	（80～100）×3次/每12h	（60～80）×2次/每12h	（40～60）×2次/日	（30～40）×1次/日	以测定FⅧ：C的/FⅨ：C的结果作为调节剂量的参考指标
中型	（60～80）×3次/每12h	（40～60）×2次/每12h	（30～40）×1次/日	（30～40）×1次/日	
小型	（40～60）×2次/每12h	（30～40）×1次/日	（20～30）×1次/日		

*, 大型手术：颅脑、开胸、剖腹、咽喉、关节置换等手术；泌尿生殖器手术；中型手术：胆囊、阑尾、关节矫形、血管外科手术、口腔手术、血肿清除、中心静脉插压等手术；小型手术：拔（补）牙、输精管结扎、包皮环切、皮下血肿切开、插管/穿刺等手术。△，血友病 A/B 每天应用次数（血友病 A 为 x 次数/血友病 B 为每 12 h 为每 12 h 1 次或 1 次/日）

预示可能会发生出血或出血增加，应即刻适当加大相应血浆制品的剂量。③若应用足量 FⅧ/FⅨ剂量后，出血症状未见减轻或反而加重，应考虑是否出现抗 FⅧ/抗 FⅨ 抑制物（同种抗体），立即检测 APTT 延长的纠正试验或检测 Bethesda 试验加以明确诊断，证实患者有抑制物（抗体）存在需作进一步抑制物的治疗和处理。④由于 FⅧ的半衰期为 8～12 h，且属不稳定凝血因子，它不存在于库存血浆中，故血友病 A 患者出血时对库存血浆制品反应不佳。由于 FⅨ不存在于冷沉淀中而存在于凝血酶原复合物（PCC）中，故血友病 B 出血患者不能用冷沉淀而要用 PCC 治疗止血。需要注意的是，当使用 PCC 作为 FⅨ缺乏的治疗时，由于它有潜在致血栓形成的风险，推荐在达到止血要求的情况下，尽量使用较小剂量或延长给药间隔。⑤要求术后出血停止，创面愈合良好，APTT 和 FⅧ：C/FⅨ：C 回复到术前水平。术后凝血因子补充方案见表 13-2。进行术后抑制物风险的评估，个别既往抑制物曾阳性的患者，可能有术后数日内出现记忆反应而呈现抑制物阳性和凝血因子替代治疗无效的风险，需要特别警惕。术后 3 个月内建议每月或出现止血治疗不佳时进行抑制物筛查。

二、血管性血友病患者外科手术的血液及其制品输注

（一）概述

血管性血友病（von Willebrand disease，vWD）是一种以血管性血友病因子（von Willebrand factor，vWF）基因突变和皮肤、黏膜出血为特点的常染色体显性/隐性遗传的出血性疾病或称遗传性 vWD；此外，发现有获得性 vWD（有原发疾病）的存在。

（二）诊断标准

①有或无家族史，有家族史者符合常染色体显性／隐性遗传规律。②有自发性鼻、牙龈、月经过多等皮肤、黏膜出血和分娩、手术后出血增多史，严重者关节、肌肉出血（少见）符合vWD临床出血特点。③ vWD 筛选试验，如血小板计数（PLT）正常、出血时间（BT）延长／正常、APTT 延长／正常以及血小板瑞斯托霉素诱导的聚集试验（RIPA）降低；此外，血小板功能分析仪（PFA-100/200 型）也是 vWD 一项重要的筛选试验，已在临床广泛应用。④ vWD 确诊试验有：血浆 vWF 抗原（vWF：Ag）＜ 30%、vWF 瑞斯托霉素辅因子（vWF：RCO、vWF 活性）＜ 30%、凝血因子Ⅷ促凝活性（FⅧ：C）＜ 30%（见于 2N 和 3型 vWD）（表 14-3）。⑤排除血友病 A（vWF：Ag 正常）、获得性 vWD（有原发病）和血小板型 vWD（该型患者血浆＋正常人血小板的 RIPA 正常）。

（三）临床分型及其诊断

见表 14-3。

（四）血液及其制品输注与处理

1. 治疗原则

采用含 vWF 的制品如基因重组 vWF（rvWF）、血源性 FⅧ浓缩剂和冷沉淀等。

2. 适应证和禁忌证

①适应证：凡有外科手术（剖宫产）适应证的 vWD 患者均可接受外科手术（剖宫产），但务必做好手术前准备，术中严密外科止血和手术后仔细监护。②禁忌证：对血制品有过敏者，心、肾衰竭者等，禁用或慎用血液及其制品。

表 14-3　vWD 的临床分型和实验诊断分析

vWD 分型	vWF: Ag (IU/dl)	vWF: RCO (IU/dl)△	FVIII: C (IU/dl)	vWF: RCO/vWF: Ag 比值	基因检测
1 型（vWF 量部分减少）	< 30	< 30	↓/N	> 0.6	各型有各自的基因突变，诊断各有特异性
2 型（vWF 质异常）					
A 型（2A）	30～200	< 30	↓/N	< 0.6	
B 型（2B）	30～300	< 30	↓/N	< 0.6	
M 型（2M）	30～200	< 30	↓/N	< 0.6	
N 型（2N）	30～200	30～200	↓↓	> 0.6	
3 型（vWF 量缺失）	< 3	< 3	< 10	> 0.6	
低 vWF	30～50	30～50	N	> 0.6	

注：△ vWF: RCO, vWF 瑞斯托霉素辅因子（即 vWF 活性）；N, 正常

3. 血浆制品的选择

①首选 rvWF/ 血源性 vWF 浓缩剂（vWF）或 rFⅦa 制品（诺其）。②次选血源性 FⅧ 浓缩剂（FⅧ）、冷沉淀。需通过监测 vWF：RCO 和 FⅧ：C 评估疗效。

4. 剂量和用法（表 14-4）

5. 辅助防治

选用 DDAVP（1-desamino-8-D-argininevasopressin，去氨加压素、弥凝）和抗纤溶药（表 14-5）。

女性血友病 A/B 携带者和 vWD 患者的血浆 FⅧ：C/FⅨ：C 水平＜ 50%（vWD 者的 vWF：RCO 水平＜ 50%）时，产前可用 DDAVP；分娩方式可采用自然阴道分娩或剖宫产，出血较多时可在 DDAVP 的基础上加用抗纤溶药；产后若出血仍多，可再加用血浆源性 FⅧ 浓缩剂（包括冷沉淀），使 FⅧ：C 和 vWF：RCO ＞ 50%。分娩过程中禁止外部胎头倒转术、吸引术和产钳术等。血友病携带者所生男婴和 vWD 患者所生男、女婴儿均建议做脐带血凝血象相应检测，有助于新生儿的筛查和诊断。

6. 血液及其制品输注的评估

① vWD 是由于患者体内 vWF 和 FⅧ：C 同时呈比例降低，故补充治疗时需同时考虑 vWF 和 FⅧ：C 两方面的实际水平；② vWF 只存在于正常人的血浆及其某些制品（如冷沉淀）中，故对血源性 FⅧ 浓缩剂、冷沉淀和 rhFⅦa 制品治疗有效，而对 rFⅧ 制品无效；③应用 vWF：RCO ＞ 50% 和 FⅧ ＞ 50% 作为 vWD 手术（剖宫产）出血的监测指标；④ vWD 的临床分型和实验室检查都非常复杂，唯有基因检查较为准确，期待基因诊断广泛普及应用。

表 14-4 vWD 患者外科手术（剖宫产）出血的防治和监测指标

手术类型	出血程度	使用剂量	使用时间（天）	监测指标（各浓度）
大型（心胸、剖宫产、切宫术、开颅、剖腹、前列腺术等）	重度	初次用量：40～60 vWF：RCO IU/kg 持续用量：20～40 vWF：RCO IU/kg 每 8～24 h	7～14	vWF：RCO > 50% 或 FⅧ：C > 50%
中小型（胆囊手术、阑尾手术、活检术、口腔手术、中心静脉置管、腹腔镜检查术）	中度	初次用量：30～60 vWF：RCO IU/kg 持续用量：20～40 vWF：RCO IU/kg 每 12～24 h	1～5	vWF：RCO > 50% 或 FⅧ：C > 50%
自发性出血、心导管、白内障手术、单一拔牙术等	轻度	30 vWF：RCO IU/kg 一次性使用	—	—

表 14-5　DDAVP 和抗纤溶药应用剂量和方法 *

药物	剂量
DDAVP（去氨加压素）	
静脉注射	3 μg/kg 溶于 50 ml 生理盐水，静脉缓缓注射（＞30 min）
皮下注射	0.3 μg/kg，皮下注射
抗纤溶药	
氨甲环酸（止血环酸）	首次剂量：10 mg/kg，静脉滴注
	维持剂量：10 mg/kg，静脉滴注，每 6～8 h
氨甲苯酸（止血芳酸）	每次 100～200 mg，静脉滴注
	每日总剂量：200～600 mg/d

*，参考剂量和用法

三、血液病患者脾切除手术的血液及其制品输注

（一）概述

目前常采用脾切除术进行治疗的血液病尚有：

1. 遗传性球形红细胞增多症（hereditary spherocytosis，HS）

是一组以外周血红细胞呈球形改变为特征的常染色体显性 / 隐性遗传性溶血病。若有家族史，血涂片球形红细胞＞10% 和红细胞渗透脆性试验增高，临床诊断无疑。

2. β 地中海贫血（β-thalassermia，β - 地贫）

亦称 β - 珠蛋白合成障碍性贫血，它是由于 β 珠蛋白基因缺失或缺陷导致 β 珠蛋白链合成量的不足而引起的遗传性溶血性疾病。临床常见贫血（小细胞低色素性）、黄疸（间接胆红素增高）、HbF（$\alpha_2\gamma_2$）增高和基因突变为诊断标准。

3. 脾功能亢进（脾亢）症

是一综合病症，分为原发性和继发性。脾亢症是指脾增大，

一种／多种血细胞减少，骨髓造血细胞相对增生，脾切除后血象恢复、症状缓解。^{51}Cr 标记红细胞／血小板注入体内后，进行体表放射性检测，可发现脾区体表放射比率大于肝脏 2～3 倍，提示标记的血细胞在脾内被过度破坏或潴留。

4. 自身免疫性溶血性贫血（autoimmune hemolytic anemia，AIHA）

是一组由自身抗体和（或）补体引起红细胞破坏过多而导致的常见获得性溶血性贫血。临床上自身抗体分为温抗体（IgG）和冷抗体（IgM）两型。温抗体型 AIHA（W-AIHA）红细胞多在血管外单核网状内皮细胞系统被破坏，呈贫血、脾大、黄疸和 Coombs 试验（抗球蛋白试验）直接试验（DAT）和（或）间接试验（IAT）阳性，也可伴 C3 阳性。

5. 原发免疫性血小板减少症（ITP）（见第十二章）

（二）脾切除治疗的适应证和禁忌证（表 14-6）

（三）血液及其制品输注与处理

1. 治疗原发病

①先天性红细胞增多症／红细胞缺陷症：如遗传性球形红细胞增多症（HS）、地中海贫血（地贫），除行脾切除术治疗外，尚需在缺氧不能耐受时接受输血治疗；在发生再生障碍危象时，首先应解除诱因，再做积极的对症处理。②免疫性溶血性贫血／血小板减少症，如自身免疫性溶血性贫血（AIHA）、原发免疫性血小板减少症（ITP），除接受脾切除外，尚需进行肾上腺皮质激素＋静注丙种球蛋白、促红细胞生成素（EPO）／血小板生成素（TPO）治疗和免疫抑制剂（利妥昔单抗）治疗、输注红细胞／血小板治疗等。

2. 红细胞成分类型（表 14-7）

表 14-6　部分血液病患者脾切除治疗的适应证、禁忌证和疗效标准

部分血液病	适应证	禁忌证	疗效标准 显效	疗效标准 有效	疗效标准 无效
HS	Hb < 80 g/L, Ret > 10%; 输血周期缩短, 依赖输血生存; 年龄 > 6 岁	年龄 < 6 岁; 急性	无贫血 Ret < 3%	Hb > 70 g/L Ret < 8%	Hb < 70 g/L Ret > 8%
β-地贫	脾大伴亢进; 每年输血量 > 200~400 ml/kg; 出现对原发重难以控制的感染; 年龄 > 6 岁	首发病例; 妊娠期妇女慎行脾切除	Hb ≥ 30 g/L HbF ↑	Hb5~30 g/L HbF ↑	Hb < 5 g/L
W-AIHA 和 ITP	正规肾上腺皮质激素治疗 >12~24 个月无效或需 > 30 mg/d 肾上腺皮质激素方可维持者; 或存在肾上腺皮质激素禁忌者, 病情严重需脾切除治疗者; 术前对原发病重新进行严格、科学评估, 年龄 > 6 岁	切除、无手术适应证者	完全恢复正常	Hb > 80 g/L Ret < 5% Coombs (－) 血清总胆红素 ≤ 34 μmol/L	未达 PR 标准
脾亢	脾大有压迫症状; 严重贫血伴溶血者; 严重血小板减少伴出血者或伴血栓形成者; 严重中性粒细胞缺乏伴反复感染者		血象接近完全恢复正常	血象较治疗前有明显改善	血象较治疗前无改善

注: HS, 遗传性球形红细胞增多症; β-地贫, β-地中海贫血; W-AIHA, 温抗体型自身免疫性溶血性贫血; ITP, 原发免疫性血小板减少症; Coombs, 抗球蛋白试验; Ret, 网织红细胞计数; PR, 部分缓解; ITP 的疗效标准见第十二章

表 14-7 红细胞成分类型及其适应证

红细胞类型	适应证
悬浮红细胞	老年人或儿童血容量正常的慢性贫血，如 HS、地中海贫血、AIHA、脾功能亢进症等
去白细胞悬浮红细胞	同上，特别是曾有输血后非溶血性发热反应、需反复多次输血者
洗涤红细胞	曾有输血过敏反应史、IgA 缺乏症、阵发性睡眠性血红蛋白尿（PNH）、晚期肝肾疾病与高钾血症等
辐照红细胞	先天性或后天性（肿瘤放化疗后）免疫力低下和造血干细胞移植等
冰冻解冻去甘油红细胞	稀有血型患者及有特殊情况患者的自体红细胞保存与使用等

3. 剂量与方法

①剂量：缺乏统一的剂量规定，可按下列公式计算：输注红细胞单位（U）数＝（期望 Hb 值－输前 Hb 值）×体重（kg）×血容量 /kg÷每单位红细胞 Hb 总量。[成人血容量为 0.07 L/kg，婴幼儿为 0.08L/kg；每单位红细胞 Hb 总量按 24 g 计算（由 200 ml 全血制备）]。由于上述计算公式繁琐不适用，所以临床上通常在输血前和输血后 24 h，测定受血者的 Hb 或 Hct（期望 Hb ＞ 60 g/L 或 Hct ＞ 30%），来评估红细胞输注的疗效。根据测定的结果，调节红细胞制品的输注剂量或采取其他相对应措施[如重组人促红细胞升生素注射液（谊比澳）的应用等]。②方法：除 O 型洗涤红细胞制品外，其他红细胞成分制品必须同型输注。输注速度一般以 1 ～ 3 ml/（kg·h）为宜（除特殊需要外）。

4. 脾切除评估

①红细胞：脾切除后红细胞寿命不变，仍有幼稚红细胞、豪-

胶小体、网织红细胞增高，还可见铁幼粒红细胞和嗜碱红细胞。②白细胞：脾切除后，白细胞增多可达（100～150）×10⁹/L。术后1周主要见中性粒细胞增多，术后3～4个月主要是淋巴细胞和单核细胞增多。③血小板：脾切除后，约1/3的患者血小板增多。一般从术后1～7天开始、5～14天达高峰，一般可达（150～220）×10⁹/L，有时也可更高。

5. 注意事项

①寻找或根治病因是治疗脾功能亢进症和免疫性血液病（AIHA、ITP）的首要关键措施所在；②严格掌握各种脾切除的适应证和禁忌证；③在切脾术前，若有重症贫血或出血时，应该给予相应的全血或红细胞悬液、血小板悬液。

6. 脾切除并发症

主要有①感染：尤其多见于儿童，发生率可高达20%～50%，因此提升中性粒细胞［中性粒细胞绝对值＞（0.5～1.0）×10⁹/L］，或应用抗生素等尤为重要。建议进行脾切除术前2周行疫苗（嗜血流感杆菌、脑膜炎双球菌、肺炎链球菌）接种，或注射人粒细胞巨噬细胞集落刺激因子（生白能）/重组人粒细胞集落刺激因子（血尔惠）。②出血症状：PLT＜（20～30）×10⁹/L，除酌情输注血小板外，还可以应用血小板生成素（TPO）或白介素11使PLT升高。③血栓栓塞症：脾切除后，反应性血小板增高，常见于手术后2～3周，若PLT＞600×10⁹/L，应酌情给予抗血小板药和羟基脲等；PLT＞800×10⁹/L，可采用血小板分离去除术进行治疗。④对切脾治疗无效或最初有效随后复发的患者应检查是否存在副脾，因此在脾切除手术过程中一定仔细检查，一并切除副脾甚为重要。

（蔡晓红 王鸿利）

参考文献

[1] 王鸿利. 血浆和血浆蛋白制品的临床应用. 上海：上海科学技术文献出版社，2002.

[2] 全血及成分血质量要求. 中华人民共和国国家标准. GB/18469—2012.

[3] 林果为，欧阳仁荣，陈珊珊，等. 现代临床血液病学. 上海：复旦大学出版社，2013.

[4] 中华医学会骨科分会，中华医学会血液分会血栓与止血学组. 中国血友病骨科手术围术期处理专家共识. 中华骨与关节外科杂志，2016，9（5）：361-370.

[5] Kaufman RM，Djulbegovic B，Gernsheimer T，et al. Platelet transfusion：a clinical practice guideline from the AABB. Ann Intern Med，2015，162（3）：205-213.

第十五章 获得性出凝血障碍与输血

一、肝病凝血障碍

（一）概述

（1）重症肝病：由于肝细胞坏死，肝的合成和解毒功能减退或衰竭，多种在肝内合成的凝血因子和抗凝因子减少或缺如，可分别导致出血症状或血栓形成，甚至引起 DIC。

（2）依赖维生素 K（VK）凝血因子缺乏症：多由于 VK 摄入不足、吸收不良、代谢障碍，肝衰竭和华法林过量 / 灭鼠药中毒等原因造成肝内凝血因子 Ⅱ、Ⅶ、Ⅸ、Ⅹ 以及抗凝因子蛋白 C（PC）、蛋白 S（PS）、蛋白 Z（PZ）等合成减少或缺乏，引起临床出血和（或）血栓形成。

（二）临床诊断

（1）重症肝病诊断：常见的有重症肝炎（乙肝、丙肝）、肝硬化失代偿期、门静脉高压、肝癌（原发性、继发性）、肝移植等；常伴有皮肤黏膜出血、内脏出血、肝衰竭和凝血象异常等。

（2）依赖 VK 凝血因子缺乏症诊断：有 VK 缺乏症病史，临床表现皮肤黏膜、内脏出血以及依赖 VK 因子、抗凝因子血浆水平减低，有条件时测定血浆 VK 含量减少。

（三）血液及其制品输注与处理

1. 治疗基础疾病

以"无病早防、有病早治"的原则，特别是早期有效地防治病毒性肝炎（乙型/丙肝）是关键性措施。避免创伤/手术防止出血，禁用食用损害肝功能的食物和药物，降低门脉高压，防止食管胃底静脉曲张破裂出血。纠正维生素 K 的摄入和代谢，治疗肠道灭菌综合征，预防新生儿出血的发生。

2. 输注原则

①临床无出血/轻微出血患者，虽然有重症肝病或 VK 缺乏史，但不宜预防性输注血液及其制品；②临床有明显出血症状，按个体状况、病情轻重、出血程度等酌情给予相应成分输血。

3. 输注适应证

①食管胃底静脉曲张破裂出血：多见于肝病末期，需紧急抢救；②肝病并发 DIC，多为急性出血也需紧急处理；③伴肝功能和凝血象异常：多为一般出血，常需补充白蛋白和血制品。

4. 剂量和方法

①食管胃底静脉曲张破裂出血：紧急采取有效手段（手术、器械、输血、药物）制止出血，改善组织缺氧，恢复血容量，纠正休克，尽快制止出血。采用输注全血/红细胞悬液，使患者 Hb $\geq$ 60 g/L、Hct $\geq$ 30%；同时适当补充血浆成分（凝血因子）。②肝病 DIC 输血：红细胞悬液/新鲜冰冻血浆（FFP）（10 ～ 20 ml/kg · d），使患者 Hb $\geq$ 60 g/L、Hct $\geq$ 30%，PT 恢复到正常参考值均值的 1.5 倍以内。③肝病一般出血可酌情输注：血小板悬液使患者循环 PLT $\geq$ 50×10^9/L；Fg 制品使患者循环 Fg 含量 $\geq$ 1.5 g/L；用硫酸鱼精蛋白中和后使患者循环中类肝素抗凝物质消失（使 TT 甲苯胺蓝纠正试验转为阴性）。

5. 其他处理

①食管胃底静脉曲张破裂出血：呈大量出血，尚需酌情使

用缩血管药、气囊压迫和内镜下止血或外科手术止血；②重症肝病依赖 VK 凝血因子缺乏的止凝血障碍出血，尚需有效改善肝功能、补充 VK（首选 VK110～20 mg/d，分 1～2 次，静脉滴注/肌内注射）和积极治疗原发病。

6.注意事项

①重症肝病和依赖 VK 凝血因子缺乏症，伴有抗凝因子（PC、PS 等）合成缺乏，人凝血酶原复合物（PCC）与抗纤溶药合用时易导致血栓形成，故在 PCC 制品中加入少量肝素和抗凝血酶（AT）以防止血栓形成；② PCC 制品的使用剂量应由半衰期最短（4～6 h）的 FⅦ决定，满足 FⅦ的要求基础上其他依赖 VK 凝血因子的要求通常也都可得到满足。

7.血液及其制品输注评估

由于依赖 VK 凝血因子缺乏症所缺乏的凝血因子为 FⅡ、Ⅶ、Ⅸ、Ⅹ，PCC 制品中所含的凝血因子也是 FⅡ、Ⅶ、Ⅸ、Ⅹ，二者完全吻合；所以静注 PCC 制品对依赖 VK 凝血因子缺乏症的效果最快、最佳，注射用维生素 K1（VK1）也有效但起效慢，口服维生素 K 效果差。

二、血小板减少症

（一）概述

通常将血小板计数（PLT）< 100×10^9/L 称为血小板减少症，按病因的不同分为遗传性和获得性，获得性血小板减少症又分为原发性和继发性两类。

（二）原发免疫性血小板减少症（primary immune thrombocytopenia，ITP）

是一种获得性自身免疫性出血性疾病，以无明确诱因的孤立性外周 PLT 减少为主要特点；临床表现可以无症状、皮肤黏膜出血、严重者可有内脏和颅内出血。诊断标准：①至少连续 2 次血常规检查示 PLT 减少，外周血涂片镜检血细胞形态无明显异常；②脾一般不增大；③骨髓检查：巨核细胞增多或正常、伴成熟障碍；④血小板糖蛋白特异性自身抗体阳性和血清血小板生成素（TPO）水平正常（骨髓衰竭性疾病 TPO 水平升高）；⑤必须排除其他继发性血小板减少症。

（三）继发性血小板减少症

多见于自身免疫性疾病、甲状腺疾病、淋巴系统增殖性疾病、再生障碍性贫血、骨髓增生异常综合征（MDS）、恶性血液病、肿瘤浸润、慢性肝脏疾病、脾功能亢进、变异性免疫缺陷症（CVID）、感染性疾病、消耗性血小板减少（DIC、TTP）、药物诱导性血小板减少症、同种血小板减少症以及假性血小板减少症等。继发性血小板减少症的诊断，是在继发病的基础上出现 PLT 的减少。

（四）血液及其制品输注

1. 基础病治疗

（1）ITP 治疗：主要以肾上腺皮质激素和静注丙种球蛋白为基础，联合应用脾切除、促血小板生成素（TPO）激动剂（如特比澳）、免疫抑制剂［主要抗 CD20（利妥昔）单抗（美罗华）］。

（2）继发性血小板减少症的治疗：必须治愈原发病 PLT 才会回复到原来的水平。若 PLT < 50×10^9/L 伴临床出血症状也需补充血小板悬液或用 TPO 激动剂，以提高血小板水平。

2. 输注适应证和禁忌证

（1）适应证：①预防性输注：国内指南指出，ITP 患者临床上无出血症状，将血小板输注的阈值定为 < 10×10^9/L［在急性

白血病、肿瘤放 / 化疗等恶性疾病的患者，PLT ＜（20 ～ 30）×
10^9/L 也有推荐行预防性血小板输注的情况〕。②治疗性输注：无
论 PLT 是多少，出血症状是由于血小板数量减少 / 功能低下所致
时，临床需要输注血小板才能止血。无论预防性 / 治疗性血小板
输注均期望将 PLT 水平提高到（30 ～ 50）×10^9/L 以达到不出血 /
止血的目的。然而，由于各种疾病或手术的不同要求，输注血小
板的数量也不尽相同（表 15-1）。

（2）相对与绝对禁忌证：①相对禁忌证：对于 ITP，由于
输入的血小板很快被体内的抗体所破坏，疗效不佳，所以血小
板能不输尽量不输，不可不输者也应严格掌握指征〔如 PLT ＜
$10×10^9$/L 或＜ $20×10^9$/L 或外科手术（分娩）时血小板重度减
少〕，并联合应用肾上腺皮质激素＋静注丙种球蛋白。②绝对禁

表 15-1　不同疾病 / 手术要求达到的血小板阈值

疾病 / 手术	PLT 阈值（×10^9/L）
中心静脉插管、白内障手术、单纯表皮切开、龈上洁治术	20 ～ 30
拔牙或补牙、单一抗血小板药和抗凝药	30 ～ 50
胸 / 腹穿刺、腰穿、留置导管、支气管镜检、关节镜检、胃肠镜检、腹腔 / 胸腔镜检、膀胱镜检、子宫镜检	≥ 50
小型手术、硬膜外麻醉、联合抗血小板药和抗凝药、抗血小板药联合抗凝药	50 ～ 80
大型手术、脊椎手术	80 ～ 100
正常阴道分娩	≥ 50
病理产科、剖宫产	≥ 80
颅内出血、颅脑手术、眼科手术	≥ 100

忌证：肝素诱导的血小板减少症（HIT）、血栓性血小板减少性紫癜（TTP）、溶血尿毒症综合征（HUS）和输血后紫癜等应避免血小板输注。

（3）血小板成分：①单采血小板：使用血细胞分离机在全封闭的条件下自动将单一供血者血液中的血小板分离并悬浮于一定量血浆内的单采成分血。1个治疗量单采血小板的容积为125～200 ml（储存期24 h）或250～300 ml（储存期5日）。血小板含量≥2.5×10^{11}个/袋。只需要ABO血型同型血小板输注。②浓缩血小板：人工采集后的血小板置于室温保存或采集后的全血于24 h内在室温条件下将血小板分离出，并悬浮于一定量血浆内组成浓缩血小板。1单位（U）浓缩血小板由200 ml全血制备而成，容量为25～35 ml，血小板含量≥2.0×10^{10}个，满足临床血小板输注的1个治疗量需由8～10个人份献血者提供。③混合浓缩血小板：采用特定的方法，将2袋或2袋以上的ABO同型浓缩血小板合并在同一血袋内的一种成分血。

（4）剂量和方法：①剂量：临床输注血小板的剂量可以通过公式计算：输注血小板数＝（欲达到PLT数值－输前PLT数值）×体表面积×2.5/F（注：公式中F为血小板通过脾后实际进入血液循环的矫正系数，脾功能正常者F为0.62；无脾者F为0.91；脾大者F为0.23）。由于血小板的半衰期为9～11天，如需多次输注血小板，间隔时间以2～3天为宜。由于上述公式计算剂量繁琐不实用，临床上一般在输注血小板悬液后24 h内，检测PLT，若PLT＞30×10^9/L，比基础PLT增加至少2倍，且无临床出血症状可以认为血小板输注有效。②方法：原则上要求ABO同型输注，在不能取得ABO血型同型血小板时，可以选择ABO血型相容性血小板输注。

（5）注意事项：①血小板需在（22℃±2℃）血小板保存箱中水平振荡保存。②严禁向血小板袋内添加任何液体和药物。

③血小板输注后，PLT 没有升高或反而减低、临床出血没有减少或反而增多，高度警惕是否并发了血小板输注无效。④单采血小板中红细胞含量＜ 5 ml，输注前可以不做红细胞交叉配血试验；浓缩血小板中红细胞含量＞ 5 ml，输注前必须做红细胞交叉配血试验。⑤增加出血风险的因素：高龄、有 ITP 病史、血小板功能缺陷、凝血功能障碍、高血压、创伤、手术、感染、抗血小板和抗凝治疗等。

（6）疗效评估：①临床出血改善评估：根据临床创面出血速度和出血量有无改善来评估。②校正血小板计数增加值（corrected platelet count increment，CCI）

$$CCI = \frac{血小板增加值（\times 10^9/L）}{输入血小板的绝对总数（\times 10^{11}）} \times 体积表面（m^2） \times 10^9/L$$

［公式中体积表面（m²）＝ 0.0061× 身高（cm）＋ 0.0128× 体重（kg）－ 0.1529；这一公式中的 0.0061、0.0128、0.1529 为规定系数］

血小板输注有效的 CCI 标准：血小板输注后 1 h，CCI ＞ 7.5；血小板输注 24 h，CCI ＞ 4.5。若输注后 1 h CCI ＜ 7.5 或 24 h CCI ＜ 4.5 为血小板输注无效。

③血小板回收百分率（percentage platelet recovery，PPR）（%）

$$= \frac{血小板增加值（/L）\times 血容量（L）}{输入血小板的绝对总数 \times 2/3}$$

（上述公式中的 2/3 是规定系数）

血小板输注有效的 PPR 标准：血小板输注后 1 h PPR 为30% ～ 60% 或输注后 24 h PPR 为 20% ～ 50%。若输注后 1 h PPR ＜ 30% 或 24 h PPR ＜ 20% 为血小板输注无效。

（7）疗效标准：国家 ITP 指南将疗效标准（判断）分为以下几项：①完全效应（CR）：治疗后 PLT $\geqslant 100 \times 10^9$/L，且无出血表现；②有效（R）治疗后 PLT $\geqslant 30 \times 10^9$/L，或比基础 PLT 增加至少 2 倍，且无出血表现；③无效（NR）：治疗后 PLT $< 30 \times 10^9$/L，或 PLT 增加不到基础值的 2 倍，或有出血；④复发：治疗有效后，PLT 降至 $< 30 \times 10^9$/L，或降至不到基础值的 2 倍，或出现出血症状。

（8）妊娠合并 ITP：当孕妇的 PLT $< 80 \times 10^9$/L 时应排查妊娠合并 ITP 的可能，鉴别诊断应排除妊娠期血小板减少症、子痫前期、HELLP 综合征、产科 DIC 以及其他继发性血小板减少。当孕妇 PLT $< 30 \times 10^9$/L 且准备分娩应提升 PLT 至安全水平（阴道分娩 PLT $\geqslant 50 \times 10^9$/L，剖宫产 PLT $\geqslant 80 \times 10^9$/L），必要时可以使用大剂量肾上腺皮质激素＋静注丙种球蛋白或 TPO/ 血小板输注。然而，妊娠时脾切除和免疫抑制剂的应用要慎重！

三、凝血因子Ⅷ（FⅧ）抑制物（抗体）患者的血液及其制品输注

（一）概述

FⅧ抑制物（抗体）患者有两种。其一，凝血因子Ⅷ缺陷症（血友病 A）患者，由于反复接受异体血液和（或）血制品，产生特异性 FⅧ抗体（同种抗体，alloantibody）；另一种是某一免疫异常或健康人体内产生的 FⅧ抗体（自身抗体，autoantibody），或称获得性血友病。

（二）临床诊断标准

出血是 FⅧ抑制物（抗体）的临床特征。血友病 A 并发 FⅧ抑制物的出血往往比未出现抑制物前更严重；获得性血友病的出

血呈异质性，轻者可无出血，重者可致命。诊断除依病史、家族史和出血症状外，尚需实验室检查的辅助：①血浆 FⅧ活性（FⅧ：C）减低；② APTT 延长的纠正试验（抗体筛选试验）呈不完全纠正状态；③ Bethesda 试验（抗体诊断试验）：正常人抑制物滴度为（−）或 0～0.6 BU/ml；抑制物滴度＞5 BU/ml 定为高滴度，抑制物滴度≤5 BU/ml 定为低滴度。

（三）血液及其制品输注与处理

1. 治疗基础疾病

出现 FⅧ抑制物需使用免疫抑制剂治疗基础疾病，常用肾上腺皮质激素、静注丙种球蛋白、环磷酰胺（CTX）、环孢素 A（CsA），甚至应用血浆置换或用利妥昔（抗 CD_{20}）单克隆抗体（美罗华）治疗。

2. 输注原则

积极控制急性出血，应考虑血浆 FⅧ：C 水平、抑制物滴度、出血程度和患者的免疫耐受性等。

3. 输注适应证

①临床无出血/轻微出血，FⅧ：C＞5 IU/dl，抑制物滴度＜5 BU/ml，可以不输血，而用去氨加压素（DDAVP）和（或）抗纤溶药治疗；②临床有明显出血症状，FⅧ：C＜5 IU/dl，抑制物滴度＞5 BU/ml，在应用免疫抑制剂的同时，需输注血制品或行血浆置换。

4. 制品的选择

①首选重组凝血因子Ⅷ（rFⅧ）制品/"旁路途径"制品：基因重组活化凝血因子Ⅶ（rFⅦa，诺其）、活化凝血酶原复合物（aPCC）；②次选血源性凝血因子Ⅷ浓缩剂（FⅧ）/血源性凝血酶原复合物（PCC）浓缩剂等。

5. 剂量与方法

①抑制物滴度 < 5 BU/ml：一般是按 1 BU/ml 的抑制物需要每次 20 IU/kg 的 rF Ⅷ 或浓缩 F Ⅷ 制品计算，按 8 ～ 12 h 一次治疗。②抑制物滴度 > 5 BU/ml 或诱导免疫耐受治疗（ITI）失败患者，可立即采用"旁路途径"的治疗方式止血。如每次 rF Ⅶ a 80 ～ 90 μg/kg，加入注射用水中，每 2 ～ 3 h 一次，连用 2 ～ 3 次，静脉推注；应用 aPCC 每次 50 ～ 70 IU/kg，每 12 ～ 24 h 一次；应用国产血源性 PCC 浓缩剂的剂量为 50 ～ 100 IU/（kg·d）。③血浆置换：可以降低血友病 A/B 抑制物的滴度，使输入的血浆制品免被抑制物破坏而发挥有效止血作用。

6. 血液及其制品输注的评估

疗效判断：①完全缓解：抑制物滴度 < 0.6 BU/ml 且 F Ⅷ：C > 50 IU/dl。②部分缓解：抑制物滴度 ≥ 0.6 BU/ml 但比诊断时降低，和（或）F Ⅷ：C < 50 IU/dl。③无效：治疗后抑制物滴度与治疗前相同或增高。然而，在应用血液及其制品的同时，尚需继续应用免疫抑制剂治疗。

（蔡晓红　王鸿利）

参考文献

［1］蔡晓红，雷航，王学锋 . 2017 年英国血液学标准委员会《血小板输注指南》和要点解读 . 诊断学理论与实践杂志，2017，16（3）：264-269.

［2］中华医学会血液学分会血栓与止血学组 . 血友病诊断与治疗中国专家共识（2017 年版）. 中华血液学杂志，2017，37（5）：364-368.

［3］杨仁池，王鸿利 . 血友病 . 第 2 版 . 上海：上海科学技术出版社，2017.

［4］中华医学会血液学分会血栓与止血学组，中国血友病协作组 . 凝血因子 Ⅷ / Ⅸ 抑制物诊断与治疗中国指南（2018 年版）. 中华血液学杂志，2018，39（10）：793-799.

［5］王学锋，吴竞生，胡豫，等 . 临床出血性和血栓性疾病 . 北京：人民卫

生出版社，2018.

［6］沈悌，赵永强．血液病诊断及疗效标准（第4版）．北京：科学出版社，2018.

［7］全血和成分血使用．中华人民共和国卫生行业标准．WS/T623—2018.

［8］内科输血．中华人民共和国卫生行业标准．WS/T622—2018.

［9］中华医学会感染病学分会，中华医学会肝病学分会．慢性乙型肝炎防治指南（2019版）．中华传染病杂志，2019，37（12）：711-736.

［10］中华医学会血液学分会血栓与止血学组，中国血友病协作组．血友病治疗中国指南（2020年版）．中华血液学杂志，2020，41（04）：265-271.

［11］中华医学会血液学分会血栓与止血学组．成人原发免疫学血小板减少症诊断与治疗中国指南（2020年版）．中华血液学杂志，2020，41（8）：617-623.

［12］Estcourt LJ，Birchall J，Allard S，et al. Guidelines for the use of platelet transfusions［J］. British Journal of Haematology，2017，176（3）：365-394.

第十六章 产科出血的输血

一、概述

产科出血分为①产前出血（antepartum haemorrhage，APH）：指发生于妊娠 24 周后的生殖道出血；②产后出血（postpartum haemorrhage，PPH）：传统定义是指胎儿娩出后 24 h 内出血，阴道分娩者出血量≥ 500 ml 者，剖宫产分娩者出血量≥ 1000 ml 者。

二、临床诊断标准

①产前出血（APH）的诊断：常见病因为前置胎盘、胎盘早剥和子宫破裂。常见的并发症是产科出血性休克、早产、胎儿缺氧和胎儿猝死等。②产后出血（PPH）的诊断：常用 Hb 水平法测定，指 Hb 每下降 10 g/L，出血量约为 400 ～ 500 ml；出血速度＞1500 ml/min。根据出血量，PPH 分为轻度出血（500 ～ 1000 ml）和重度出血（＞ 1000 ml）；难治性产后出血是指经过宫缩剂、持续性子宫按摩等措施仍无法止血，需用外科手术、介入治疗甚至子宫切除术才能止血的严重产后出血。

产后出血的原因：常为子宫收缩无力、产道损伤、胎盘异常和凝血功能障碍等，这些也是构成产后出血的基础疾病。

三、血液及其制品输注与处理

（一）治疗基础疾病

尽快解除和有效治愈产科出血的基础疾病，使用药物治疗（宫缩剂、止血药等）的情况下，采取介入治疗、手术治疗（宫腔填塞术、宫腔血管结扎术、子宫压迫缝合术等），甚至进行子宫切除术。正确处理异常胎盘（如胎盘残留、植入、凶险性前置胎盘等）和凝血功能障碍。

（二）解除危险因素

多胎妊娠、有 PPH 病史、子痫前期、巨大儿、胎盘残留、胎盘植入、会阴切开、会阴破裂、第三产程延长等。

（三）输血适应证

①大量失血：先尽快输液（晶体液和胶体液），后尽快输血及其制品，以补充血容量，纠正缺氧、休克，补充凝血成分为目的，并尽快决策实施外科手术止血（包括子宫切除）；②产科并发 DIC 时，除补充血容量和稳定血流动力学外，尚需有效补充血制品以制止出血，但是务必要解除引起 DIC 的病因和诱因。

（四）剂量与方法

1. 一般剂量

①全血/红细胞悬液：剂量由临床需要决定。Hb < 70 g/L 考虑和准备输血，Hb < 60 g/L 立即输血，使 Hb > 80 g/L。每 1 单位（U）红细胞悬液定义为 200 ml 全血所含红细胞的量，每输 2 U 的红细胞悬液可使患者循环 Hb 提高 10 g/L。②血浆/FFP：以 10 ~ 15 ml/kg 输注，使凝血酶原时间（PT）和活化部

分凝血活酶时间（APTT）回复到正常参考均值的 1.5 倍以内，以恢复血容量和制止出血。③血小板：1 个治疗量单采血小板含 $2.5×10^{11}$ 个血小板，可使患者循环 PLT 提高 $20×10^9/L$。多在 PLT $<$（$50 \sim 75$）$×10^9/L$ 或 PLT 减少并出现难以控制的出血时应用，使 PLT $> 50×10^9/L$。

2. 产科大出血的紧急处理

英国血液学标准委员会提出管理大量出血时主要目标：Hb > 80 g/L；PLT $> 50×10^9/L$；PT $<$ 正常值的 1.5 倍；APTT $<$ 正常值的 1.5 倍，纤维蛋白原 > 2 g/L，并实施止血复苏措施。止血复苏是指大量输注红细胞悬液时，尽早、尽快输注红细胞、血浆、血小板，以补充血容量和纠正缺氧症状、凝血功能异常，而限制早期输入大量的液体来扩容（晶体液 < 2000 ml，胶体液 < 1500 ml），允许在控制性低血压条件下进行复苏。在血液及其制品运送到达之前，可先输注温热的等渗晶体液（表 16-1）。产科大量输血方案（massive transfusion protocol，MTP）建议，红细胞：血小板：血浆 $= 1 : 1 : 1$（即 10 U 红细胞 + 1 个治疗量单采血小板 + 1000 ml FFP 输入）。

3. rF Ⅶ a 制品（诺其）应用

每次 $80 \sim 90$ μg/kg，加入适量注射用水中，静脉推注，每隔 $2 \sim 3$ h，再重复一次，可连用 $2 \sim 3$ 次。需提醒注意的是尽早、尽快使用，且不可仅以此替代其他抢救措施。

（五）PPH 预防

①纠正产前贫血降低 PPH 的发生率：产前中、重度贫血（Hb < 90 g/L）会导致产后出血增多，故需补充铁剂并使 Hb > 110 g/L；②预防性使用宫缩剂（$5 \sim 10$ U）和氨甲环酸（$0.5 \sim 1.0$ g）可以减少 PPH 的风险和出血。

表 16-1　临床液体和血液 / 血制品的输注推荐

输入液体	用法及用量
晶体	先输 2 L 的等渗晶体液
胶体	1.5 L 的胶体液直至血液输注
红细胞悬液	如果需要紧急输血，可用 O 型红细胞悬液 4 U（条件允许下，给予 Rh 阴性血），尽快换成 ABO/RhD 同型血
新鲜冰冻血浆（FFP）	输注 FFP 前应检测凝血常规，并且观察是否存在持续出血。如果 PT 或 APTT 延长，并且存在持续出血，应以 12 ～ 15 ml/kg 的量输注 FFP； 如果在输完红细胞悬液后，仍存在持续出血，且 PT 和 APTT 的结果未回复，此时尚需继续以 12 ～ 15 ml/kg 的量输注 FFP
血小板	如果持续出血且血小板计数 $< 75 \times 10^9$/L，需输注 1 个治疗量血小板
冷沉淀	如果持续出血且血纤维蛋白原含量 < 2 g/L，需输注 10 ～ 20 U 冷沉淀

（六）输血评估

时间就是生命，争分夺秒地尽早尽快地实施紧急抢救措施，在来不及做血型鉴定和交叉配血时，可紧急启用 O 型红细胞（条件允许下，给予 Rh 阴性血）和 AB 型血浆，此后尽快换输 ABO、Rh 同型血。有条件者在剖宫产和阴道分娩产后出血时，可考虑血液回收和自体输血。建议在抢救大量失血时，应由妇产科、麻醉科、血液科和危重医学科等专家组成抢救组，实行"药物-机械-手术"联合治疗措施，直至出血停止。

（蔡晓红　王鸿利）

参考文献

［1］中华医学会妇产科学分会产科学组.产科出血防治与处理指南（2014年）.中华妇产科杂志，2014，49（9）：641-646.

［2］傅启华，王学锋，向东.临床输血学——理论与实践.上海：上海交通大学出版社，2014.

［3］郭永建.英国孕产妇出血管理系列指南主要推荐及其启示（一）——产科出血指南.中国输血杂志，2016，29（1）：113-121.

［4］上海医学会输血专业分会，上海市临床输血质量控制中心.出血性疾病的治疗应用血液制品的专家共识.中国输血杂志，2017，30（7）：661-663.

［5］余卓丽，梁惠兰，马春会，等.英国孕产科管理系列指南主要推荐及其启示（五）——产后出血预防和管理指南.中国输血杂志，2017，30（3）：320-324.

［6］陈莉，漆洪波.英国皇家妇产科医师协会"产后出血指南"（2016年版）要点解读.中国实用妇科与产科杂志，2017，33（11）：1158-1163.

［7］Royal College of Obstetricians and Gynaecologists. Blood Transfusions in Obstetrics（Green-top Guideline No. 47）29/05/2015. https://www.rcog.org.uk/globalassets/documents/guidelines/gtg-47.pdf.

［8］Mavrides E，Allard S，Chandraharan E，et al. Prevention and Management of Postpartum Haemorrhage：Green-top Guideline No. 52. BJOG，2017，124（5）：e106-e149. doi：10.1111/1471-0528.14178. Epub 2016 Dec 16. PMID：27981719.

［9］Pavord S，Rayment R，Madan B，et al. Management of Inherited Bleeding Disorders in Pregnancy：Green-top Guideline No.71（joint with UKHCDO）.BJOG，2017，124（8）：e193-e263.

第十七章　骨髓纤维化与输血

一、定义

骨髓纤维化（myelofibrosis，MF）是一种起源于恶性造血多潜能细胞克隆性扩张的恶性疾病。约 50% 的病例有 JAK2 基因突变。其典型特点为贫血、轻度中性粒细胞升高、血小板增多和脾肿大。病理表现为不同程度的骨髓纤维组织增生以及髓外造血，主要在脾，其次在肝和淋巴结。病程可迁延多年或可急速进展，表现为造血功能衰退或者转化为急性髓细胞白血病。总的中位生存期约 5 年。

二、输血与处理

1. 治疗原则

目前临床尚缺乏阻止病情进展的有效措施，骨髓移植是唯一可治愈原发性骨髓纤维化的治疗方法。治疗目的在于改善骨髓造血功能，减轻贫血、出血及脾肿大引起的压迫症状。根据预后评估决定治疗策略。无临床症状的低危患者多数病情稳定，无须特殊治疗。国际预后评分系统评估为中危 -2 及高危患者首选异基因造血干细胞移植。血小板增多和脾肿大者可予羟基脲，严重贫血时用雄激素、促红细胞生成素或输注红细胞，纤维化造血组织肿瘤或脾肿大可进行局部放疗甚至脾切除。JAK2 抑制剂显示有改善症状、缩小脾和改善生存的疗效。胃食管静脉曲张破裂出血可危及生命，门静脉分流术是挽救治疗的措施之一。

2. 输血原则

大多数 MF 患者就诊时均有轻重不等的贫血，晚期可有严重的贫血，通常属于正细胞正色素性贫血，网织红细胞轻度增多。到疾病晚期贫血尤为明显，外周血红细胞大小不一，常出现泪滴状红细胞。血小板计数高低不一，约 1/3 的病例血小板增加，个别可达 $1000 \times 10^9/L$，血小板功能异常。高达 90% 的患者有不同程度的脾肿大，巨脾常是本病的特征；髓外造血主要在脾，其次是肝和淋巴结。

原发性骨髓纤维化患者发生动脉和静脉血栓的风险增高，需要采取相应药物如阿司匹林来预防血栓。

由于病情进展多数很缓慢，通常不需要输血，晚期发生严重贫血及血小板减少时，可适当输入红细胞及血小板，以控制出血及缓解贫血症状。但由于脾肿大，往往输注的效果不好。

3. 输血指征

（1）贫血：一般在血红蛋白浓度降至 < 60 g/L 及血细胞比容相应降低，或有合并症时可考虑输血治疗。目的在于改善患者组织缺氧临床症状。

（2）出血及血小板减少：由于同时存在血小板功能异常，因此，MF 患者在有出血时，应输注血小板以利于止血。

4. 血液成分的种类、剂量与输注方法

输注红细胞及血小板悬液。

5. 输血的评估

输血后，应对患者的临床情况进行再次评估，包括患者的血红蛋白水平、血细胞比容的变化、血小板水平、凝血功能、是否有不稳定出血情况、各种临床贫血和出血症状以及组织缺氧的症状与体征有无改善。

（1）红细胞：进行红细胞输注治疗后，由于晚期患者脾很大，血红蛋白水平和血细胞比容往往不能提升或提升不明显，如临床症状改善不明显，应考虑到是否患者同时存在活动性出血、溶血的可能，及时进行相应检查并处理。

（2）血小板：由于大多数患者有脾肿大，可引起血小板寿命缩短。

6.输注无效的处理

如果严重贫血症状持续，可考虑再予相同剂量的浓缩红细胞进行输注。输血间隔时间应由接诊医师根据病情决定。对原发性骨髓纤维化（PMF）贫血有效的药物有雄激素、EPO和免疫调节剂，患者有明显溶血性贫血时可用糖皮质激素治疗。

如果发生血小板输注无效，主要原因为脾功能亢进。减轻脾肿大的处理可用以下措施：

（1）芦可替尼：可作为有脾肿大的国际预后评分系统（IPSS）/动态IPSS（DIPSS）/DIPSS修正版（DIPSS-Plus）中危-2和高危患者的一线治疗，对那些有严重症状性脾肿大的中危-1患者亦可以作为一线治疗。芦可替尼最常见的血液学不良反应为3/4级贫血、血小板减少以及中性粒细胞减少。贫血可见于治疗的前6个月，在24周左右达到稳态水平。治疗过程中出现贫血的患者除红细胞输注外，可加用EPO或达那唑。血小板减少是治疗开始8～12周内最常见的血液学不良反应，随后血小板计数处于稳态水平。血小板减少的主要处理方法是依据血小板计数水平调整芦可替尼用量。芦可替尼与现有常规骨髓纤维化治疗药物相比，可显著延长患者的总生存（OS）期。

（2）细胞毒药物治疗：可以抑制骨髓造血组织的异常增殖，抑制巨核细胞的同时可以抑制免疫发病机制，从而防止骨髓纤维组织的进一步发展。一般用于脾肿大、骨髓处于增生阶段、周围血细胞稍多的病例。常用的有：苯丁酸氮芥、羟基脲、白消安等，须监测血象调整药物剂量。

（3）干扰素：可抑制骨髓增生，聚乙二醇干扰素-α 较普通短效干扰素的疗效更好，对于中低危的骨髓纤维化患者有一定的疗效。

（4）脾切除：有争议。手术指征为①巨脾所致压迫症状明显，或脾梗死引起难以耐受的疼痛。②难治性溶血或需依赖大量的输血。③严重血小板减少，门脉高压尤其并发食管静脉曲张破裂出血时。术前应慎重权衡。

（5）脾区放射治疗：主要适用于①严重脾疼痛（脾梗死）；②巨脾且有切脾禁忌者（如血小板增多症）。疗效可能较短暂。

（6）部分脾栓塞术（partial splenic embolization，PSE）：此术能使脾发生部分梗死，体积缩小，并可部分抑制脾功能，但疗效不肯定。

如仍有明显的出血，可缓慢维持输注血小板以利于止血，如无明显的出血，可考虑停止输注血小板。

7.注意事项

不建议预防性输注血小板，由于脾功能亢进，常常输注无效。

（刘开彦　石红霞）

参考文献

［1］张之南，沈悌.血液病诊断及疗效标准.北京：科学出版社，2007：260-263.

［2］周小鸽，陈辉树.造血与淋巴组织肿瘤病理学和遗传学.北京：人民卫生出版社，2006.

［3］陈敏章.中华内科学.北京：人民卫生出版社，2001.

［4］汪钟，郑植荃.现代血栓病学.北京：北京医科大学中国协和医科大学联合出版社，1997.

［5］邓家栋，杨崇礼，杨天楹，等.邓家栋临床血液学.上海：上海科学技

术出版社，2001.

［6］高峰主译.临床用血.北京：人民卫生出版社，2003.

［7］陈竺，陈赛娟主译.威廉姆斯血液学.第9版.北京：人民卫生出版社，2018.

［8］Tobian AA，Heddle NM，Wiegmann TL，et al. Red blood cell transfusion：2016 clinical practice guidelines from AABB. Transfusion，2016，56：2627-2630.

［9］Kaufman RM，Djulbegovic B，Gersheimer T，et al. Platelet transfusion：a clinical practice guideline from the AABB［J］. Ann Intern Med，2015，162：205-213.

［10］Robinson S，Harris A，Atkinson S，et al. The administration of blood components：a British Society for Haematology Guideline.Transfus Med，2018，28：3-21.

［11］中华医学会血液学分会白血病淋巴瘤学组.原发性骨髓纤维化诊断与治疗中国指南（2019年版）.中华血液学杂志，2019，40（1）：1-7.

［12］肖志坚.我如何治疗原发性骨髓纤维化.中华血液学杂志，2019，40（3）：179-181.

第十八章　造血干细胞移植与输血

一、定义

造血干细胞移植（hematopoietic stem cell transplantation，HSCT），指应用健康或基本健康的造血干细胞重建患者已被各种原因摧毁的骨髓或原已衰竭的骨髓。造血干细胞可取自骨髓，也可取自外周血或脐带血，取自骨髓的称为骨髓移植（bone marrow transplantation，BMT），取自外周血的称为外周血造血干细胞移植（peripheral blood stem cell transplantation，PBSCT），取自胎盘脐带血的称为胎盘脐带血移植（placenta cord blood transplantation，PCBT）。

二、输血与处理

1. 移植的流程

（1）异基因 HSCT：患者保护性隔离行预处理——供者干细胞输入——感染及移植物抗宿主病（GVHD）预防——复发检测及预防。

（2）自体 HSCT：患者化疗缓解——化疗＋G-CSF 动员——干细胞采集后冻存——预处理后回输——复发检测及预防。

在 HSCT 的不同阶段，合并症的处理也不相同。

2. 输血原则

HSCT 的患者在经过大剂量放化疗的预处理之后，骨髓被摧毁，皮肤黏膜损伤，凝血功能发生变化，免疫功能极其低下，非常容易感染。一旦发生并发症，病情进展迅速。因此，HSCT 患者的贫血和血小板减少的处理要较其他血液病积极。保持血红蛋白（Hb）在 70 g/L 以上，不仅可以改善贫血症状，同时改善组织供氧，有助于黏膜损伤的修复。建议预防性输注血小板，维持血小板不低于 $10×10^9$/L。

HSCT 引起出血的原因有血小板数量的减少、血小板功能异常、血浆凝血因子减少和黏膜损伤（放化疗、GVHD）等。

在预处理过程中，可因药物造成骨髓抑制，从而出现贫血和血小板减少，输血原则同急性白血病。

由于大剂量放化疗损伤黏膜，可以预防性输注血小板。

HSCT 后的情况较为复杂，出血和血小板减少的原因应注意鉴别 HSCT 相关的合并症，如血栓性血小板减少性紫癜（TTP）/血栓性微血管病（TMA）、肝静脉窦阻塞病（VOD）、GVHD 等。

对出血患者，应注意关注出血、血小板计数以及凝血象改变，及时补充血小板和凝血因子，以利于止血。具体参见急性白血病章节。

供受者 ABO 血型不合时，处于转型期的患者，每次输血前检测其 ABO 血型（可参考血型抗体滴度检测结果），根据血型选择配合型血液成分，输注红细胞时必须经过交叉配血。

3. 输血指征

（1）出血及凝血功能异常

HSCT 后引起出血的原因非常复杂，可有血小板数量的减少（骨髓衰竭、GVHD、同种免疫、药物、TTP/TMA 等）、血小板功能异常（药物影响）、血浆凝血因子减少（肝脏 GVHD 及药物性肝损伤、DIC 等）和黏膜损伤（放化疗、GVHD）等。

一旦发生出血，如果血小板低于 $50 \times 10^9/L$，无 TTP/VOD 等输注禁忌证时，就应立即输血小板。

除补充血小板外，还应根据凝血功能的检查补充相应缺乏的凝血因子及新鲜冰冻血浆（FFP）。

骨髓造血功能恢复后，多数患者不需输注血小板。

（2）预防性血小板输注：如血小板低于 $10 \times 10^9/L$ 时可预防性输注血小板。若患者有明显出血倾向、发热、脾大或其他致血小板消耗增多的情况，则即使血小板大于 $10 \times 10^9/L$，也可考虑预防性输注血小板。有创性操作时，如中心静脉置管，血小板应高于（$20 \sim 50$）$\times 10^9/L$。腰椎穿刺操作时，血小板应 > $50 \times 10^9/L$。硬膜外麻醉，推荐更高的血小板计数。骨髓穿刺时无特殊要求，若血小板低于 $20 \times 10^9/L$，操作时注意减少出血。

（3）贫血

当血红蛋白浓度大于 100 g/L 时，一般不需要输注红细胞。

当血红蛋白浓度低于 70 g/L 时，建议输注红细胞。通常血红蛋白维持在 80 g/L 以上，可改善机体缺氧状态，减少合并症的发生。

对于血红蛋白在 $70 \sim 100$ g/L 的患者，如果贫血症状明显，合并冠状动脉粥样硬化并发生心绞痛，合并心功能不全，尤其是体弱年老（> 60 岁）者，可根据临床情况输血来纠正贫血及改善脏器缺氧的症状。

对于有活动性出血的患者，应根据红细胞持续丢失的速率来输注红细胞。

4. 禁忌证

TTP/TMA、VOD 均禁忌输血小板。

5. 血液成分的种类、剂量与输注方法

HSCT 输血制品时，最好采用成分输血。除需要遵循的一般原则，尚有其他一些重要注意事项：

（1）血源的选择：异基因 HSCT 意向的患者在移植前不应使

用亲属的血液，以免致敏次要组织相容性抗原引起移植后排斥。当移植后出现血小板输注无效或严重感染时，可以输注家庭成员的血小板或粒细胞。

（2）血液成分的放射线照射：输血相关性 GVHD（post-transfusion GVHD 或 transfusion associated GVHD，TA-GVHD）指免疫缺陷或免疫抑制的患者不能清除输入血液中的具有免疫活性的淋巴细胞，使其在体内植活、增殖，将患者的组织器官识别为非己物质，作为靶目标进行免疫攻击、破坏的一种致命性的输血合并症。其发生的条件：血制品中含有一定免疫活性细胞、供受者存在 HLA 差异、受者免疫功能低下。其表现与 HSCT 后 GVHD 相似，常表现为皮疹、肝功能损害及胃肠道症状。出现输血相关性 GVHD 的患者中约 66% 出现由骨髓增生不良引起的全血细胞减少，整个病程常常逐渐耗竭直至死亡。死亡的原因 90% 为感染。为避免输血后 GVHD，所有血制品必须先进行放射（美国血库协会强调，照射区中心照射最小剂量为 25 Gy，并不影响血小板功能。照射区任意点的最小剂量 15 Gy；国内一般为 15～30 Gy）灭活 T 淋巴细胞，或用白细胞过滤器以去除淋巴细胞，去除淋巴细胞尚能避免白细胞相关的输血反应及减少巨细胞病毒传播的危险性。90% 的输血相关性 GVHD 是致命的，因此预防 TA-GVHD 极为重要。

临床常用的血制品如全血、浓缩红细胞、浓缩血小板、新鲜血浆等所含的淋巴细胞均大于 $2×10^9/L$，达到了诱发输血相关性 GVHD 的条件。

为减少 HSCT 后输血相关性 GVHD，对全血、红细胞悬液和机采浓缩血小板都应照射，新鲜冰冻血浆是否照射意见不一。

所有供者在采集干细胞前 2 周输注的血制品需照射，除移植骨髓和用于供者淋巴细胞输注（DLI）的淋巴细胞以外，受者在预处理开始后接受的所有血制品均需照射。6 个月后或淋巴细胞数

绝对值超过 $1.0×10^9/L$ 且无慢性 GVHD，输注的血制品可不照射。

（3）白细胞的滤过：当血制品中混有白细胞时，可致使部分患者产生对 HLA Ⅰ类抗原的免疫反应，因而可能导致输注相关发热、血小板破坏加速、GVHD 加重、巨细胞病毒（CMV）等病毒感染发生率上升等问题。采用白细胞滤过器使每次输入的白细胞少于 $5×10^6/L$ 则能有效（有效率＞97%）防止上述副作用。血液中心及医院血库使用的过滤器能有效达到上述目的，但床边过滤器则不能满足要求。

（4）血小板的输注：由于需要多次输血，原则上选择与患者 ABO 血型相同的机器单采的浓缩血小板。供受者 ABO 及 Rh 血型需一致；ABO 血型不一致时，血小板输注效率低。当"O"型血小板血浆中抗 A、抗 B 滴度高时，不能输给 AB 型受者。

（5）红细胞输注：红细胞输注应使 ABO 及 Rh 血型一致。

（6）CMV 阴性的受者尽可能选用 CMV 阴性的血制品。

6. 供受者血型不相合时的输血

ABO 血型不合已经不是 HSCT 的主要障碍，国外和本单位的资料均提示 ABO 血型不合对骨髓植活、GVHD 发生、复发及长期无病存活率均没有影响，在 ABO 血型主要不合的患者，红系开始恢复的时间明显延迟，使红细胞的需要量增加，部分患者（几乎均为 A 型供 O 型）会发生纯红再生障碍性贫血（以下简称纯红再障）。所以，ABO 血型不合时可以进行 HSCT，输注骨髓时可能需要处理以避免急性溶血反应，如果有选择余地，建议尽量避开 ABO 血型主要不合，尤其是 A 型供 O 型。

供受者 ABO 血型不合的类型

（1）供者和受者 ABO 血型主要不合时：即供者有受者不具备的血型抗原，如供者为 A、B 或 AB，受者为 O；供者为 AB，受者为 A 或 B。

（2）供者和受者 ABO 血型次要不合时：供者具有受者不具

备的血型抗体，如供者为 A、B 或 O 型，受者为 AB 型；或供者为 O 型，受者为 A 或 B 型。

（3）供者和受者 ABO 血型双向不合时：如供者为 A，受者为 B；或供者为 B，受者为 A。

在 HSCT 后，随着造血的恢复，患者的血型会逐渐转为供者的血型，但血型抗体的消失需要较长的时间。

对 ABO 血型不合的患者移植后输血应区别对待。血型次要不合，HSCT 后可选用与供者血型一致或 O 型红细胞及与受者血型一致的血小板直至血型转为供者血型。ABO 血型主要不合的 HSCT 后可选用与受者血型一致的红细胞，或输注与供者血型一致的血小板（应确保血小板内不含供者红细胞），直至血型转换，也可全部输 O 型红细胞及 AB 型血小板。对于双向 ABO 血型不合，可输 O 型红细胞及 AB 型血小板。

我国输血规范中，凡输注红细胞成分、浓缩粒细胞、手工分离浓缩血小板及全血等患者，应进行主侧交叉配血试验；输注单采血小板、血浆、冷沉淀，应遵循 ABO 同型或相容性输注原则，单采血小板输注是不进行 ABO 血型交叉配血的，O 型悬浮血小板血浆中的高滴度抗 A、抗 B 可以引起患者红细胞溶血。

在实际操作中，ABO 血型不合的 HSCT 输血应遵循如下原则：每周应用血库方法检测受者的血型抗体滴度，根据当时的血型输注同型血，输注红细胞时必须经过交叉配血，如出现凝集反应，可输注压积红细胞或洗涤红细胞。

7. 输血的评估

输血后，应对患者的临床情况进行再次评估，包括患者的血红蛋白水平、血细胞比容的变化、血小板水平、凝血功能、溶血的检查、是否有不稳定出血情况、各种临床贫血和出血症状以及组织缺氧的症状与体征有无改善。

（1）红细胞：患者进行红细胞输注治疗后，如临床症状改善不明显，血红蛋白水平和血细胞比容没有提升或提升不明显，应考虑到是否患者同时存在溶血（AIHA）、活动性出血或疾病复发的可能，应及时进行相应检查并处理。

（2）血小板

血小板输注无效的原因：

1）HLA 同种免疫反应，这在有妊娠史的女性中常见。其他免疫原因包括 HPA（人类血小板抗原）同种免疫反应，ABO 血型不合，血小板自身抗体和药物相关的血小板抗体。同种免疫血小板输注无效主要由 HLA 抗体引起，不过，因为血液成分去除白细胞以及采用更积极的疗法治疗 AL，其发生率已经下降。

2）GVHD：免疫性血小板减少性紫癜，是目前血小板输注无效的主要原因。

3）TTP/TMA：较为少见，病因和发病机制尚未阐明，可能与药物、肿瘤化疗、感染、GVHD 和自身免疫性疾病等有关。主要表现为微血管病性溶血性贫血、血小板减少、神经精神症状、发热和肾损害，称为 TTP 五联征，有前三者称为三联征。血小板明显降低，常在（$10 \sim 50$）$\times 10^9/L$，中至重度贫血，网织红细胞升高，血片中可见巨大血小板、有核红细胞及红细胞碎片，白细胞计数正常或升高，并可出现粒系幼稚细胞。骨髓象红系增生，巨核细胞数正常或增多，成熟障碍。出凝血时间检查示出血时间延长，血块收缩不良，凝血检查基本正常，纤维蛋白原减少，纤维蛋白降解产物增多。溶血指标的检查示血清间接胆红素增高，血中游离血红蛋白增高，血清结合珠蛋白减少。皮肤或骨髓活检可见毛细血管内皮下层、小动脉肌层和内皮层之间有玻璃样沉积，伴血管内皮增殖和管腔阻塞。

尿常规检查可有血尿、蛋白尿或管型。部分患者肌酐清除率下降。血清学检查乳酸脱氢酶（LDH）增高，并与临床病程严重程度相平行。肝功能检查可有转氨酶升高，部分患者可有轻度氮质血症。血浆中血管性血友病因子（vWF）水平升高，超大分子vWF（UL-vWF）含量增多。vWF-CP活性（残余胶原结合试验）分析显示血浆vWF-CP活性在正常人为50%～78%，而原发性TTP患者vWF-CP活性降低，甚至严重降低（＜5%），继发性TTP患者vWF-CP活性可正常或降低（＜50%）。抗vWF-CP自身抗体检测有44%～94%的获得性TTP患者血浆中可检测到抑制血浆vWF-CP活性的IgG型自身抗体。

多数学者认为根据三联征（微血管病性溶血性贫血、血小板减少和神经精神症状）即可诊断为TTP，但也有人认为必须具备五联征（加发热和肾损害）才能诊断。然而需要注意的是，约35%的患者不出现神经系统的症状或体征，而发热和肾功能损害亦只存在于部分患者中，因此Cuttorman等认为具有如下表现才可诊断。主要表现①溶血性贫血，外周血片中可见红细胞碎片和异形红细胞；②血小板计数＜$100×10^9$/L。次要表现①发热；②特征性的神经系统症状；③肾损害，包括血肌酐＞177μmol/L或尿常规检查发现血尿、蛋白尿、管型尿。若有2个主要表现加上任何1个次要表现，诊断即可成立。

4）非免疫性的临床因素：感染、使用抗生素和抗真菌药物治疗、DIC和脾肿大，均可引起血小板寿命缩短。其他可能的原因有：输入剂量不足、白血病复发。

8. 输注无效的处理

如果严重贫血症状持续，可考虑再予相同剂量的浓缩红细胞进行输注。输血间隔时间应由接诊医师根据病情决定。溶血参见AIHA。

如果发生血小板输注无效，应当对临床因素进行评估，如果没有发现明显的非免疫性血小板损耗的临床原因，就要怀疑可能是免疫机制起作用，并做HLA抗体分析。

如果检测到HLA抗体，应当输注HLA相合的血小板。如果不能做血清学检测或筛选，特别当输注无效和出血有关时，也应当输注 HLA 相合的血小板。有些患者发生 HLA/HPA 同种免疫反应，又找不到合适供血者，对他们的处理是很困难的。输注不相合的血小板不会增加血小板计数，应当停止预防性血小板输注。如果发生出血，输注随机献血者或最匹配献血者的血小板（尽管不完全相合）可能会缓解出血严重程度。用于处理严重同种免疫输注无效的其他措施方法，如免疫抑制药物、大剂量静脉输注免疫球蛋白，脾切除手术及血浆置换，效果并不好。

非免疫性血小板损耗的处理同样有很多问题，通常的办法是继续每日输血小板作为预防性支持，但疗效不确定；或者应当停止输血小板；或者增加血小板剂量。

考虑有 TTP 时，溶血严重者应输注去除了血小板的浓缩红细胞。血小板输注可能加剧微血管血栓性病变，导致临床症状恶化，应为禁忌，除非发生了致命性出血。治疗上可选用以下措施：

（1）血浆置换：每天置换 1～1.5 个血浆容量，约 45 ml/kg，以后每天置换 1 个血浆容量，直至血小板计数、血清乳酸脱氢酶（LDH）恢复正常，血红蛋白数值稳定，神经系统症状消失后数天，再逐渐减少置换次数，在 1～2 周内停用。

（2）血浆输注：适用于慢性型或复发型，疗效不及血浆置换。但在急性 TTP 患者，如不能实施血浆置换，可给予血浆输注 30 ml/（kg·d），但要注意患者的心功能，有突发心力衰竭的可能，当出现严重肾衰竭时可与血液透析联合应用。

（3）蛋白 A 柱免疫吸附：有些 TTP 患者，特别是与肿瘤化疗有关的 TTP，在血浆置换及其他疗法无效时可试用免疫吸附疗法。方法是在进行血浆分离置换时，让患者的血浆通过一个葡萄球菌蛋白 A 免疫吸附柱。

（4）药物疗法

1）糖皮质激素：有助于稳定血小板和内皮细胞膜，抑制抗体 IgG 的产生。单独使用者不多，一般用作辅助治疗。开始时可用泼尼松 1 ～ 2 mg/（kg·d），不能口服者可用相应剂量的氢化可的松或地塞米松代替，缓解后逐渐减量至停药。对于急性特发性 TTP，所有患者均应采用辅助性糖皮质激素治疗，为取得有效的免疫抑制，并减少长期用药引起的不良反应，可给予静脉冲击疗法，甲泼尼龙 1 g/d，连用 3 天。

2）抗血小板药物：包括阿司匹林、潘生丁、噻氯匹定、前列腺素等。联合口服阿司匹林和双嘧达莫可以降低急性 TTP 患者的病死率，因此在血小板恢复期（> 50×10^9/L），推荐使用低剂量阿司匹林 75 mg/d 和（或）双嘧达莫 3 mg/（kg·d）。单用抗血小板药物疗效较差，常与其他治疗联合应用，取得缓解后可作为维持治疗。疗程需长达 6 ～ 18 个月，停药过早易复发。但是由于 TTP 诊断时血小板严重减少，这类药物有增加出血的危险。

3）抗 CD20 抗体（美罗华）：375 mg/m^2，每周 1 次，一般用 4 ～ 8 次，对慢性复发性获得性 TTP 有效。

4）静脉用免疫球蛋白（IVIg）：一般不单独应用，当患者在血浆置换难以奏效时可考虑加用 IVIg，常用量 0.4 ～ 1 g/（kg·d），不作为一线治疗。

5）脾切除：可以去除致病抗体的产生部位，避免早期死亡。适用于血浆置换无效或多次复发的患者。

9. 注意事项

随着骨髓功能逐渐恢复，多数患者不再需要输血。

为促进 HSCT 后的白细胞与血小板的早期恢复，亦可应用相应的细胞因子。

一般不主张输注粒细胞，因为粒细胞输注可能导致发生 GVHD 和增加 CMV 病的发生率。

出血性膀胱炎（HC）的输血：按照活动性出血处理，将血小板提高到 > 50×10^9/L。

VOD 及重度 GVHD 肝损害时的凝血问题参见"获得性出凝血障碍与输血"一章。

（刘开彦　石红霞）

参考文献

［1］张之南，沈悌. 血液病诊断及疗效标准. 北京：科学出版社，2007：260-263.

［2］周小鸽，陈辉树. 造血与淋巴组织肿瘤病理学和遗传学. 北京：人民卫生出版社，2006.

［3］陈敏章. 中华内科学. 北京：人民卫生出版社，2001.

［4］汪钟，郑植荃. 现代血栓病学. 北京：北京医科大学中国协和医科大学联合出版社，1997.

［5］邓家栋，杨崇礼，杨天楹，等. 邓家栋临床血液学. 上海：上海科学技术出版社，2001.

［6］高峰主译. 临床用血. 北京：人民卫生出版社，2003.

［7］陈竺，陈赛娟主译. 威廉姆斯血液学. 9 版. 北京：人民卫生出版社，2018.

［8］Tobian AA，Heddle NM，Wiegmann TL，et al. Red blood cell transfusion：2016 clinical practice guidelines from AABB，Transfusion，2016，56：2627-2630.

［9］Kaufman RM，Djulbegovic B，Gersheimer T，et al. Platelet transfusion：a clinical practice guideline from the AABB［J］. Ann Intern Med，2015，162：205-213.

［10］Robinson S，Harris A，Atkinson S，et al. The administration of blood components：a British Society for Haematology Guideline.Transfus Med，2018，28：3-21.

［11］黄晓军. 实用造血干细胞移植. 2 版. 北京：人民卫生出版社，2019.

第十九章　输血不良反应

输血不良反应是指在输血过程中或输血之后，受血者发生了与输血相关的新的异常表现或疾病。输血不良反应发生率可达1%～10%，即使按照严格标准执行献血者挑选、血液采集、加工和贮存，发生与输血相关不良反应的概率仍然存在，甚至危及生命。临床医生对输血不良反应要有充分认识，应能积极避免、及时正确处理输血不良反应，保证临床输血安全。依据不同分类，输血不良反应的种类不同，见表19-1。

表 19-1　输血不良反应的分类

分类	急性反应	迟发性反应
免疫反应	发热反应	迟发性溶血反应
	过敏反应	输血相关移植物抗宿主病
	急性溶血反应	输血后紫癜
	输血相关急性肺损伤	输血致免疫抑制作用
		白细胞输注无效
		血小板输注无效
非免疫反应	细菌污染	含铁血黄素沉着症或血色病
	循环负荷过重	血栓性静脉炎
	空气栓塞	输血相关感染性疾病
	低体温	
	出血倾向	
	枸橼酸中毒	
	电解质紊乱	
	非免疫性溶血	
	肺微血管栓塞	

根据输血不良反应有无免疫因素参与，分为免疫性输血反应和非免疫性输血反应两种。

（1）免疫性输血反应：是由于供受者血型抗原－抗体不合引起的。包括：ABO血型不合、Rh血型不合等导致的急性溶血反应；因白细胞抗体产生的发热性非溶血反应；IgA抗体介导的过敏性休克反应；输入抗受者白细胞或血小板抗体的血液导致的输血相关性肺损伤；荨麻疹等。

（2）非免疫性输血反应：是由于某些非血型抗原－抗体反应引起的。包括：因血制品污染导致的高热，甚至感染性休克；循环超负荷导致的急性充血性心力衰竭；血细胞因理化因素被破坏发生的溶血反应；空气栓塞及输入大量库存血导致的枸橼酸钠中毒等。

根据输血不良反应发生的缓急和临床表现，分为急性输血反应和迟发性输血反应两种类型。各种类型输血不良反应具有相应的临床表现及处理原则、方法。下面具体介绍。

一、急性输血反应

是指发生于输血过程中或输血后24 h内的输血不良反应。根据其临床表现及严重程度，将急性输血反应分为三种。

（一）轻度反应

是由于输入的血浆中含有某种蛋白所引起的轻度超敏反应，组胺在局部皮肤释放过多。患者在输血数分钟内出现局部皮肤反应，表现为皮疹和荨麻疹伴有皮肤瘙痒。

处理方法：①减慢输血速度。②肌注抗组胺药物（如氯苯那敏0.1 mg/kg）。一般经以上处理30 min后症状缓解，可继续以正常速度输注，如30 min内无临床改善或有恶化，则按照中重度反应处理。③一般应在输血前30 min预防性给予抗组胺药物，如氯苯那敏 0.1 mg/kg，肌注或静注，或异丙嗪 50 mg 口服。

（二）中重度反应

是由于库存的血液成分释放出细胞因子和（或）所输血中的白细胞与患者血清中的抗体发生反应导致致热原释放引起的。患者一般在输注血制品 30 ～ 60 min 内出现发热、寒战、面色潮红、荨麻疹、皮肤剧烈瘙痒、烦躁、心跳加快，轻微呼吸困难及头痛。

处理方法：①立即停止输血，更换输注器械，以生理盐水保持静脉通路通畅。②将输血器械及剩余血液、新鲜的尿样及从另一只手臂采集的血样（一份抗凝，一份不抗凝）送血库和检验部门分析。③肌注抗组胺药物（如氯苯那敏 0.1 mg/kg 或与之相当的其他药物）。口服（对乙酰氨基酚 10 mg/kg）或肛塞退热药物（如吲哚美辛栓 50 ～ 100 mg）。④若出现过敏反应症状，如支气管痉挛和哮喘等，静注皮质类固醇药物。一般经以上处理 15 min 后症状改善，可换一袋血液重新缓慢输注，密切观察；如 15 min 内无临床改善或有恶化趋势，则按照有生命危险的反应处理。⑤对于反复定期输血患者、曾有 2 次以上输血相关的非溶血性发热反应者，应减慢输血速度并且可在输血前 60 min 预防性给予退热药物。如果条件允许，可采用去除白细胞或过滤的红细胞和血小板输注。

（三）有生命危险的反应

常见者包括急性血管内溶血，细菌污染及败血症休克，液体超负荷，过敏性休克，输血相关肺损伤。

1. 急性血管内溶血

是由于输注血型不合红细胞导致。患者血浆中抗体与输注的异型红细胞发生溶血反应。主要见于 ABO 血型不合，其他的血型不合也有发生，如 Rh 血型等。即使少量异型血（5～10 ml）输注也可以引起严重的溶血。

临床表现为：发热、寒战、心率增快、低血压/休克、呼吸急促或呼吸窘迫、头痛、烦躁焦虑、腰背疼痛、少尿、血红蛋白尿、DIC。

处理方法：①立即停止输血，更换输注器械，以生理盐水保持静脉通路通畅。②保持呼吸道通畅，并给予高浓度面罩吸氧。③循环支持：输注生理盐水 20～30 mg/kg，保持血容量和收缩压；如果需要可用强心剂及升压药支持血循环，如肾上腺素、多巴胺及多巴酚丁胺。④预防肾衰竭，在保持血容量及血压稳定前提下用利尿剂，如呋塞米（速尿）1～2 mg/kg。⑤监测凝血状态，预防及纠正 DIC。⑥核查血液标签及送检样本：将输血器械及剩余血液、新鲜的尿样及从另一只手臂采集的血样（一份抗凝，一份不抗凝）送血库和检验部门。核查交叉配血及血型，监测肾功能及血常规变化，检查直接抗人球蛋白试验、血气分析、尿潜血、血红蛋白尿及胆红素水平。⑦如出现过敏反应症状，如支气管痉挛和哮喘等，静注皮质类固醇药物。

2. 细菌污染及败血症休克

根据统计，红细胞及血小板发生细菌污染的概率为 0.4%～2%。常见的污染途径如下：采血时来自献血者皮肤上的细菌，常为葡萄球菌；献血者献血时处于菌血症状态；血液加工过程中操作不当；塑料采血袋制造缺陷或损害；在污染的水浴中解冻血浆或冷沉淀。后三种情况污染菌常为假单胞菌。临床表现：一般在输注开始后迅速出现症状，也可延迟至数小时后发生。表现为突起高热、寒战和低血压。

处理方法：①发现症状立刻停止输注，将输血器械及剩余血液作细菌培养及药敏，所输血液行涂片染色检查。②应用广谱抗生素。③如有休克发生，积极抗休克治疗。

3. 液体超负荷

输注速度过快可导致液体超负荷，引发急性心力衰竭和肺水肿。尤其易发生于严重慢性贫血患者及以往有心血管疾病者。对此类患者应减慢输液速度。

4. 过敏性休克

输血相关的过敏性休克相对比较罕见。典型情况在血浆置换时使用大量新鲜冰冻血浆，血浆中的细胞因子可能是导致过敏性休克发生的原因。另外，任何血制品均可使 IgA 缺陷受血者发生过敏反应。

临床表现：常在输血开始后数分钟后产生。典型表现为心力衰竭、心率加快、低血压、休克、呼吸困难、呼吸窘迫，患者常焦躁不安。

处理方法：①立即停止输注。②应用抗组胺药物（如氯苯那敏 0.1 mg/kg 或与之相当的其他药物）。③皮下或静注 0.1% 肾上腺素。④对于 IgA 抗体阳性患者，应输注 IgA 阴性的血液制品。

5. 输血相关肺损伤

通常由于供者血浆中含有针对受血者白细胞的抗体。一般在输血开始后 1～4 h 发病，表现为快速的呼吸衰竭，肺部 X 线检查见弥漫性阴影。治疗上无特定方法，主要进行呼吸支持治疗。

二、迟发性输血反应

是指发生于输血后数日、数周或数月的输血相关不良反应。基本可以分为两类：输血传播性疾病和其他迟发性输血反应。

（一）输血传播性疾病

是由于供血者的血液中含有感染性病原体，导致受血者发生相应的感染性疾病。常见的输血传播性疾病包括：HIV-1 和 HIV-2 的感染，HTLV-Ⅰ 和 HTLV-Ⅱ 的感染，乙型和丙型病毒性肝炎，梅毒，疟疾，巨细胞病毒感染，EB 病毒感染，人类微小病毒 B19 及弓形虫感染等。受感染患者可能持续很长时间而无任何相关表现。具体输血传播性疾病的表现及防范处理方法详见相关章节。

（二）其他迟发性输血反应

主要包括迟发性溶血反应，输血后紫癜，输血相关性移植物抗宿主病（TA-GVHD），多次输血后铁超负荷等。

1. 迟发性溶血反应

妊娠或多次输血患者红细胞被致敏后，体内的红细胞血型抗体水平减低，以致输血前监测未能发现。当输入带有相关抗原的红细胞时，患者体内再次发生免疫反应，抗体水平升高，使带有相关抗原的红细胞在输注后 5 ～ 10 日内被破坏。一般为血管外溶血。临床表现为发热、黄疸、溶血性贫血，偶有血红蛋白尿。一般不需要特殊处理。如有休克、DIC、肾衰竭发生时，则按照相应的规则进行处理。监测抗人球蛋白试验、胆红素水平，同时复检血型。

2. 输血后紫癜

多见于女性患者，在输注红细胞或血小板后 5 ～ 10 日发生急性血小板减少，PLT ＜ 100×10^9/L。临床表现为皮肤黏膜的紫癜及出血。一般血小板高于 50×10^9/L 时可不特殊处理。如低于 20×10^9/L 或有明显出血表现可采取以下处理方法：①给予大剂量肾上腺皮质激素，如泼尼松 1 mg/kg。②静脉应用大剂量丙种球蛋白（0.4 g/kg），连用 5 天。③血浆置换。④如血小板过低、出血明显，或重要脏器出血，可选用与患者抗体相合的血小板输注。一般而言，抗体不合者输注无效。

3. 输血相关性移植物抗宿主病（TA-GVHD）

是一种致死性的输血并发症。一般发生于输血后 10 ～ 12

日。过去普遍认为发生于骨髓移植等免疫缺陷患者。但近年来非免疫缺陷受血者发生 TA-GVHD 已被公认，由亲属供血者引发者居多。其中一级亲属间（父母与子女）输血合并 TA-GVHD 的预测危险性较非亲属间输血高，第二代血亲供血者，如（外）祖父母、（外）孙子女等，比第一代血亲供血者危险性更高，故美国血库协会（AABB）建议对所有血亲血液都进行照射。发病主要与供受者的白细胞抗原（HLA）单倍型基因有关。临床表现为：发热，皮疹，腹泻（可为稀便、水样便或血水便，腹泻多伴有腹痛），肝功能损伤（肝区不适或疼痛，肝肿大，黄疸，ALT、AST、LDH 等不同程度增高）及血象三系减少。本病预后很差，目前大剂量肾上腺素、抗胸腺细胞球蛋白及其他免疫抑制剂均不能降低死亡率，多采取对症支持治疗。故强调预防为主，可采取经 γ 射线照射血液制品后再输注，减少淋巴细胞增殖，预防 GVHD 发生。

4. 铁超负荷

反复输注红细胞后，过多铁在机体累积，出现血色素沉着症，甚至导致脏器功能衰竭，尤其是心、肝功能衰竭。采用铁结合因子，如去铁胺，$20 \sim 60$ mg/（kg·d），可以皮下注射或静滴，将血清铁蛋白保持在 2000 μg/L 水平，可以有效减少铁在体内聚积，逆转心脏及肝脏疾病。对于重症铁超负荷者，可以联合使用去铁胺和去铁酮（deferiprone）75 mg/（kg·d）使用。去铁胺对去除肝中沉积的铁有优势，而去铁酮更能去除心脏中沉积的铁。去铁胺有眼、耳及骨毒性副作用，但一般可以耐受。去铁酮主要有粒细胞缺乏的副作用。

5. 红细胞意外抗体阳性

红细胞意外抗体，又称不规则抗体，是指抗 -A、抗 -B 以外的血型抗体，通常可能由于妊娠、输血、移植或注射免疫原性物质等情况，因外源性抗原的同种免疫作用，使机体对外源性抗原产生同种免疫抗体，当再次输入相同抗原时就会产生抗原抗体反应。

不规则抗体分为同种抗体和自身抗体，同种抗体是针对患者缺乏抗原所产生的、与异体红细胞凝集，不与自身红细胞凝集，大多是由异体抗原免疫产生，如输血、孕产史；自身抗体是针对自身抗原产生的抗体，不仅可以破坏自身红细胞以及输入的红细胞，还可以与大多数试剂红细胞凝集。

抗体筛查试验的目的是检出具有临床意义的红细胞意外抗体，包括与胎儿新生儿溶血病、溶血性输血反应或显著降低输注红细胞存活率相关的抗体。不规则抗体筛查在输血相容性检测中非常重要，是保证患者输血安全必不可少的环节。我国临床输血技术规范要求，不规则抗体筛查用于交叉配血不合以及有输血史、妊娠史或短期内需要接受多次输血的患者。意外抗体筛查结果阳性图片见图 19-1。

对不规则抗体筛查结果阳性的标本须进行抗体鉴定，即鉴定抗体的类别（IgM、IgG、IgM 联合 IgG）、种类（同种抗体、自身抗体、同种抗体联合自身抗体）和特异性（针对什么抗原的抗体），并评估其临床意义；随着时间的延长，患者血浆中具有临床意义的同种抗体可能变得无法检出，输入相应抗原有可能快速产生记忆抗体，出现迟发性溶血性输血反应，所以即使患者抗体

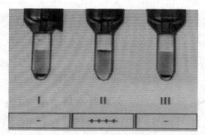

图 19-1　意外抗体筛查结果判读

转阴，仍需要始终选择抗原阴性的红细胞来输注。

对于输血患者，特别是有妊娠史、输血史的患者进行红细胞意外抗体筛查和鉴定可以有效预防输血反应的发生，确保输血安全；同时也可以用于新生儿溶血病的诊断和输血反应的检查和研究。

（侯瑞琴）

参考文献

［1］Hamilton JR. Identification of antibodies to red cell antigens. // Mark KF, Anne FE，Steven LS，et al. Technical mannual. 19th edition. New York：AABB，2017；349-385.

［2］侯瑞琴，杨洪燕.患者不规则抗体鉴定结果分析及其临床意义.中国实验血液学杂志，2020，28（3）：961-966.

［3］高峰主译.临床用血.北京：人民卫生出版社，2003.

［4］胡丽华.临床输血学检验.北京：人民卫生出版社，2014.

［5］汪德清.输血技术操作规程（输血科部分）.北京：人民卫生出版社，2016：37-63.

［6］胡丽华.临床输血学检验技术实验指导.北京：人民卫生出版社，2015：16-22.

［7］中华人民共和国卫生部.临床输血技术规范.2000年卫医发184号.

第二十章　输血传播疾病

献血者的血液中可能含有传染性病原体，因而输注血液或血液制品均有传播疾病的风险。严格来说，细菌污染（来自供血者的皮肤和血液）也应属于输血传播疾病，在制备过程中血制品被细菌污染，或细菌感染来自供血者的情况很少见。通常意义上，输血传播疾病是指经输血传播的肝炎、AIDS、梅毒、疟疾等疾病。

输血传播疾病的风险，取决于采血地区感染的发病率（表20-1）。

一、常见的输血传播疾病

1. 获得性免疫缺陷综合征（acquired Immuno-deficiency Syndrome，AIDS）

表 20-1　北美地区经血液制品传播感染的危险估计

病毒	每单位输注的危险	感染	每单位输注的危险
HIV-1	1/680 000 单位	Epstein-Barr 病毒（EBV）	罕见
乙型肝炎病毒	1/63 000 单位	梅毒	罕见
丙型肝炎病毒	1/100 000 单位	疟疾	1/250 000 单位
HTLV-Ⅰ/Ⅱ	1/641 000 单位	巴贝虫病	1/1 000 000 单位
CMV	1/2 单位	弓形体病	罕见
短小病毒	1/10 000 单位	锥虫病	1/50 000 单位

注：HIV，人类免疫缺陷病毒；HTLV，人类 T 细胞白血病病毒

AIDS 由于感染了人类免疫缺陷病毒（简称 HIV）后引起的一种致死性传染病，又称艾滋病。HIV 主要破坏人体的免疫系统，使机体逐渐丧失防卫能力而不能抵抗外界的各种病原体，因此极易感染一般健康人所不易患的感染性疾病和肿瘤，最终导致死亡。已经证实的艾滋病传染途径主要有三条，其核心是通过性传播和血液传播。经输血液传播 HIV 的概率很高，我国 HIV 感染的传播途径目前仍以血液传播为主，注射吸毒占 68%，经采血（血浆）途径感染占 9.7%，血液和血液制品感染占 1.5%，这三种途径共占 79.2%。在输血传播疾病中，AIDS 的危害最大。随着艾滋病在全球的迅速蔓延以及我国已进入艾滋病快速增长期，对输血安全构成严重威胁。

HIV 既存在于血浆中，也存在于细胞中，因此，输注全血、成分血、血浆及其制品均可传播 HIV。

2. 乙型肝炎

乙型肝炎是由乙型肝炎病毒（HBV）引起的、以肝脏炎性病变为主的一种传染病。主要侵犯儿童及青壮年，血液接触是主要的传播途径，我国是乙型肝炎高发区，普通人群血检 HBV 抗原阳性率占总人口的 12% 左右，是我国血液传播疾病中所占比例最高、流行最为广泛、危害性很严重的一种传染病。HBV 通过血液感染后可以发生急性肝炎，随后缓解或转化为慢性肝炎。长期后果是发展为肝硬化和原发性肝癌。

长期输血的患者应注射乙肝疫苗。

3. 丙型肝炎

丙型肝炎是由丙型肝炎病毒（HCV）所引起，通过输血或血制品、血透析、单采血浆还输血球、肾移植、静脉注射毒品、性传播、母婴传播等传染的疾病。丙型肝炎临床表现与乙型肝炎相似，但临床过程常为无症状感染和慢性感染，更容易演变为慢性肝炎、肝硬化和肝癌。

4. 梅毒

梅毒的病原体为梅毒螺旋体。梅毒的传播方式有 4 种：直接性接触传染为最主要，约 95% ～ 98% 的梅毒病毒通过这种方式被感染；其次为间接接触传染、胎传梅毒和血源传染。梅毒分为三期，二期梅毒是梅毒螺旋体从淋巴结进入血液在体内大量播散的时期，三期梅毒侵犯皮肤黏膜、骨骼系统、神经系统和心血管系统，导致严重后果。另有部分梅毒患者未经治疗或治疗药物剂量不足，治疗不彻底，患者没有明显的症状，但抽血检查时可发现梅毒血清反应呈阳性，为隐性梅毒或称潜伏梅毒。

由于梅毒螺旋体对低温很敏感，捐献者的血液在 2 ～ 6℃ 保存 72 h 后再发往临床使用，可有效避免漏检阳性梅毒的感染，确保临床用血安全。

虽然梅毒抗体阳性并不表示有 HIV 感染，但却显示献血者有很高的 HIV 及其他性传播疾病的接触风险，因此，梅毒抗体阳性者不是合格的献血员。

5. 巨细胞病毒（CMV）感染

CMV 感染在全世界分布，人是 CMV 的唯一宿主。发展中国家人群中 CMV 抗体阳性率可高达 90% 以上。由巨细胞病毒引起的传染病，又称巨细胞包涵体病，主要发生于婴幼儿，成人 CMV 感染和免疫功能有密切关系。主要临床表现有：①先天性感染：妊娠 3 个月以内的孕妇感染 CMV 后，胎儿可表现为隐性感染，也可致死胎、流产、早产及先天性畸形。②新生儿感染：出生 3 个月内出现肺炎、肝炎、淋巴结肿大和皮疹等。③儿童和成人感染。多数为隐性感染。少数出现单核细胞增多症、肺炎、肝炎及心肌炎。④免疫缺陷及器官移植患者的 CMV 感染，可表现为全身各器官感染，病情重，病死率高。

CMV 病毒主要存在于白细胞中，因而输注去白细胞的血液成分、新鲜冰冻血浆和冷沉淀物不传播 CMV。高危人群应输注

CMV 阴性或去白细胞的血液成分。

6. 疟疾

疟疾是一种由蚊虫传播的疟原虫所引起的疾病。主要存在于热带和亚热带地域。疟疾的潜伏期（由蚊叮至发病）约为 7～30 日，部分会长达 10 个月。患疟疾最严重的后果是影响中枢神经系统，可出现神志不清、抽搐、血液和肾脏问题，患者可于 24 h 内死亡。在非流行地区，经输血传播的疟疾极其少见，与输入疟原虫的种类和数量有关。

所有的血液成分都可以携带疟原虫，疟原虫在冷冻细胞中可存活数年。

最近到过疫区或感染过疟疾的人均不是合格的献血员。

7. 人类嗜 T 淋巴细胞病毒 I 型和 II 型（HTLV- I / II）

人类嗜 T 淋巴细胞病毒 I 型和 II 型（HTLV- I / II），也称为成人 T 细胞淋巴瘤 / 白血病病毒，是由细胞介导传播的感染人类的逆转录病毒。HTLV- I 在体内主要感染 $CD4^+T$ 淋巴细胞，主要通过母乳喂养、性传播、输血和静脉吸毒共用注射针头等途径传播。HTLV- I 感染主要流行于日本南部、加勒比海地区、非洲中部和西部、美洲中部和南部、巴布亚新几内亚和澳大利亚。近年来欧洲和中东一些国家也有 HTLV- I 感染的报道。美国、巴拿马、巴西、意大利、法国和瑞典等国 HTLV- II 感染率较高。从我国人群调查结果看，HTLV 感染流行地区主要在东南沿海地区，抗 HTLV- I 阳性率为 0.024%。

HTLV- I / II 与细胞增殖反应有关。某些感染者可引起成人 T 细胞白血病和（或）淋巴瘤（ATL），也可能引起 HTLV- I 相关脊髓病（HAM）/ 热带痉挛性下肢瘫（TSP）。通过输血引起 HAM/TSP 已有报道，但输血引起 ATL 的情况尚无报道。

HTLV- I / II 只感染淋巴细胞，不存在于血浆中，去除白细胞的血浆制品不会传播 HTLV。血液制品如全血、红细胞、血小板等，保存 14 天以上则 HTLV 不再有传播能力。

鉴于 HTLV- Ⅰ / Ⅱ 在我国一般人群中感染率很低，又主要局限于东南沿海地区，故建议可在我国 HTLV 流行区先开始对献血者进行筛查，对其余 HTLV 感染率很低的地区只在初次献血时检测一次。

8. 其他少见的输血传播疾病

包括人类短小病毒 B19 感染、EB 病毒感染、锥虫病、布鲁菌病、弓形体病、传染性单核细胞增多症和莱姆病等。有报道克-雅病也可能通过输血传播。

二、献血者的筛查

对献血者血液进行筛查是预防输血传染病的重要环节。《输血技术操作规程》规定，采供血系统对谷丙转氨酶、乙型肝炎表面抗原、丙型肝炎病毒抗体、梅毒及艾滋病病毒抗体 5 个项目进行检测。

1. 谷丙转氨酶（ALT）

血液 ALT 的检测意义主要是从一个侧面反映整个肝脏的损害程度，但特异性较差，因 ALT 升高受多方面因素的影响。在血站 ALT 项目检测中，单项 ALT 值不合格的报废血液占相当大的比例，大多数献血者无异常症状，也未见肝细胞损害。随着 HBsAg 和抗 -HCV 检测试剂灵敏度的提高，ALT 对于提高血液安全性的价值愈来愈小，因而许多国家已将 ALT 列为非必检项目。但由于我国是乙型肝炎的高发区，现在取消 ALT 既不可能也不现实。

2. 乙型肝炎表面抗原（HBsAg）

我国是乙型肝炎高发区，普通人群血检阳性率占总人口的 12% 左右。常用的检测方法有：① ELISA，是应用最广的一种方法，随着试剂的更新换代和不断发展，检测的灵敏度和特异度都有了一定程度的提高。但此方法需在实验室内特定仪器上操作，而且检测时间较长，一般需采血后上机检测，血液报废率较高；②金标试纸条，目前我国用金标法粗筛 HBsAg 已很普遍，可在采血车上使用，能尽快检测 HBsAg。但该法的灵敏度和特异度都与 ELISA 法存在较大差距。

3. 丙型肝炎病毒抗体（抗 -HCV）

经血液传播是丙型肝炎病毒感染的主要途径，抗 -HCV 是筛查丙型肝炎的主要指标。随着分子生物学技术的发展，诊断丙型肝炎的试剂盒不断完善，检测结果的准确性已有大幅提高，但仍存在部分受血者发生输血后丙型肝炎感染。

4. 梅毒

随着无偿献血的逐步推行，梅毒输血感染性指标阳性率总体逐年下降。灵敏度、特异度更好的 ELISA 法逐步替代了 RPR 法和 TRUST 法。

5. 艾滋病病毒抗体（抗 -HIV1 ＋ 2）

目前，大多数血站已采用 ELISA 双抗原夹心法（第 3 代）试剂检测抗 -HIV。对血站样本进行初复检的模式可提高检测的准确性，缩短窗口期。使用现有的抗 HIV 抗体检测，在发生接触感染后大约 21 天可以检测出抗 HIV 抗体，而病毒 DNA 和 P24 抗原的检测时间要提早 7 天。

虽然经过严格的检验，但依然存在输血传播疾病，其原因有以下几个方面：

（1）"窗口期"：梅毒、肝炎、艾滋病等传染病在感染初期，虽然病原体已感染机体，但机体对抗原产生的抗体尚未形成，此时检验其抗体阴性，被认为是"合格"的血样，被纳入血库使用。

（2）目前的检测手段还不够先进：在"窗口期"时，抗体检测不到，但可采用基因诊断技术（PCR 方法）对其病原体 DNA

或 RNA 检测，提高检测阳性率。因 PCR 方法的实验技术要求高，成本贵，难以普及，还不能列入常规检测范围。

（3）检测方法本身的误差可造成漏检：由于实验本身的误差，可造成实验结果的假阴性。

（4）由于献血员自身情况造成：由于某些献血员自身的免疫力差，即便是感染了某些病原体，机体在短期内不会产生抗体，或产生抗体所需时间长，因而造成输血感染的问题。

三、献血管理

为了保证受血者的身体健康和生命安全，必须采取有力措施提高血液质量，积极开展无偿献血，严格对献血员筛选，开展成分输血、自身输血，加强血液全面质量管理，才能保证输血安全。

1. 开展无偿献血

要认真贯彻《中华人民共和国献血法》，积极开展无偿献血宣传活动，坚决地实行无偿献血制度。国内外实践证明，采用志愿无偿献血制度可以满足临床对血液制品的要求；在为了得到报酬而献血的情况下，对献血者和受血者都增加了经输血传播疾病的危险。

2. 严格筛查献血员

献血前对献血者进行咨询，全面健康检查，拒绝高危人群献血。加强血液质量检测工作，严把检验试剂质量关，严格按说明书做好血液初、复检，对可疑标本进行第三次、第四次检测，直到结果准确无误。同时检测仪器要先进、精密度高，保证检测质量。

3. 开展成分输血

要严格掌握输血适应证，科学合理用血。在必须输血时，首先考虑输成分血，应采取缺什么、补什么的原则，减少不必要的血液成分补充。

4. 积极开展自身输血

自身输血是将自身的血液或血液成分存储起来，在机体需要输血，如手术、紧急情况下将自身的血液回输给自己的输血方法。自身输血节约血源，减少同种异体输血反应。自身输血有3种方式：稀释式自身输血、存储式自身输血、回收式自身输血。

5. 提倡应用生物制剂

现有的生物制剂如白蛋白，采用低温乙醇法制备，进行了病毒灭活，减少了经输血传播的疾病。某些基因重组或单克隆抗体纯化的生物制品，如重组的Ⅷ因子、Ⅸ因子等，没有病毒传播的风险。

6. 加强血液检测和全面质量管理

在采供血过程中，全面实施质量管理体系。强化全体输血相关人员的质量意识，明确各部门的质量职责和岗位职责。在有条件的情况下进行 ISO 认证，规范质量行为，按《采供血机构质量管理规范》开展各项质量管理工作，严把血液质量关，有效控制经输血传播疾病的危险。

（侯瑞琴）

参考文献

［1］高峰主译.临床用血.北京：人民卫生出版社，2003.
［2］胡丽华.临床输血学检验.北京：人民卫生出版社，2014.
［3］汪德清.输血技术操作规程（输血科部分）.北京：人民卫生出版社，2016：37-63.
［4］中华人民共和国卫生部.临床输血技术规范.2000 年卫医发 184 号.